I0440696

سلسلة تكنولوجيا الصحة العالمية

لا تخف من انفلونزا الخنازير

حل سريع متوفر في مطبخك

تأليف

البروفسور الدكتور عوض منصور

بروفسور الهندسة الكيميائية والهندسة الصيدلانية

جامعة اكرون في اوهايو -الولايات المتحدة-سابقا

ترجمة عمار منصور

كلية الطب -جامعة العلوم والتكنولوجيا الاردنية

الطبعة الاولى

سلسلة تكنولوجيا الصحة العالمية

جميع الحقوق محفوظة للبروفسور عوض منصور

الطبعة الاولى عام ٢٠٠٩
منصور-عوض
لاتخف من انفلونزا الخنازير
حل سريع متوفر في مطبخك
عوض منصور
١٦٠ صفحة .

ISBN: 1-4392-6040-0
EAN: 9781439260401
انفلونزا الخنازير—العلاج الطبيعي-العنوان

طبع في الولايات المتحدة الامريكية

تنويه صحي

على من يقرأ الكتاب ان يستشير طبيبه او طبيب العائلة عند الشروع بالافادة من محتويات الكتاب ولاتتحمل دار النشر او المؤلف اية تبعات تجاه اي سوء للاستعمال للمادة العلمية الموجودة في ثنايا هذا الكتاب

بين يدي الكتاب

الحمد لله والصلاة والسلام على رسول الله المبعوث رحمة للعالمين وعلى اله وصحبه اجمعين ومن اهتدى بهديه الى يوم الدين وبعد

فقد مضت سنة الله في الامم والخلائق ان انزل عليها كلمة الهدى وارسل اليها رسله رحمة منه وفضلا -فآمن بالهدى الرباني من آمن -وكفر به من كفر

ومضت سنته تعالى ان من اعرض عن الهدى الرباني الا كانت حياته هما ونكدا وكانت اخرته عذابا وجحيما

قال تعالى (ومن اعرض عن ذكري فان له معيشة ضنكا ونحشره يوم القيامة اعمى قال رب لم حشرتني اعمى وقد كنت بصيرا قال كذللك اتتك اياتنا فنستها وكذلك اليوم تنسى)

بالامس القريب لأنهم يخالفون الفطرة السليمة، انتشر نوع عنيف من البكتريا "إم آر إس إيه" بين المثليين جنسيا "الشواذ". وذكرت الأبحاث أن هذا النوع يعد أشد فتكا ويتسبب بالإصابة بدمامل ضخمة على الجلد، وفي بعض الحالات الشديدة قد تؤدي إلى تسمم الدم الفتاك أو الالتهاب الرئوي التقرحي الذي يتسبب في تآكل الرئتين .ويبدو أن منطقة كاسترو في سان فرانسيسكو الأمريكية الأكثر إصابة به والبكتيريا الجديدة مقاومة للعلاج بمعظم أنواع المضادات الحيوية المعروفة. ويقول باحثون إن نسبة انتشار البكتيريا في الرجال المثليين في مدينة سان فرانسيسكو تبلغ ١٣ ضعفا نسبتها في غير المثليين جنسيا.

اما نقص المناعة المكتسبة الايدز فقد حصد وسيحصد الملايين من البشر

قال الله تعالى (ظَهَرَ الْفَسَادُ فِي الْبَرِّ وَالْبَحْرِ بِمَا كَسَبَتْ أَيْدِي النَّاسِ لِيُذِيقَهُمْ بَعْضَ الَّذِي عَمِلُوا لَعَلَّهُمْ يَرْجِعُونَ)

جاء في التفسير الميسر: ظهر الفساد في البر والبحر، كالجدب وقلة الأمطار وكثرة الأمراض والأوبئة؛ وذلك بسبب المعاصي التي يقترفها البشر؛ ليصيبهم بعقوبة بعض أعمالهم التي عملوها في الدنيا؛ كي يتوبوا إلى الله -سبحانه- ويرجعوا عن المعاصي، فتصلح أحوالهم، وتستقيم أمورهم.

واليوم وبعد انتشار انفلونزا الطيور في بعض انحاء العالم خلال السنوات الماضية وما سببه هذا المرض من وفيات بين البشر وما زال مستمرا تاتي الاخبار لتحدثنا تقارير ليلة امس بظهور نوع جديد من الانفلونزا تسمى انفلونزا الخنازير اشد فتكا من سابقتها ظهرت في المكسيك وبعض اجزاء من امريكا وقد توفي لغاية الان عدد كبير من الاشخاص جراء الاصابة بهذا المرض وقد بلغ عدد الاصابات في العالم نحو نصف مليون شخص حتى الان وتتوقع الصين ان يصاب من مواطنيها عشرات الملايين!!!!!!!.

وصدق النبي الكريم اذ يقول صلى الله عليه وسلم (ما انتشرت الفاحشة في قوم حتى يعرفوا به الا سلط الله عليهم من الامراض ما لم تكن فيمن قبلهم)

نسأله تعالى ان يحفظ جميع بلاد المسلمين من كل سوء وان يهدينا جميعا الى سواء الصراط

المقدمة

كتب دكتور ميركولا (www. mercola.com):

● خوفك من انفلونزا الخنازير سيجعل بعض الناس غنيا جدا.

دواء تاميفلو (اوسيلتافير فوسفات) تم الموافقة على استخدامه في عــلاج انفلونزا (A) و (B) لاطفال من عمر سنة واحدة فأكثر، وكذلك تمت الموافقة على استخدامه لاشخاص من عمر ١٣ سنة فأكثر. وهو جزء مــن مجموعــة مضادات الانفلونزا التي تعمل على ايقاف انــزيم الفيــروس- الــذي يسـمح للفيروس باصابة الجهاز التنفسي من العمل. **وان مبيعــات "تــاميفلو" فــي المستقبل القريب تقدر ب ٣٨٨ مليون دولار امريكي.**

ان ما يزيد عن ٦ شركات ادوية كبيرة مثل (جلعاد)، و (روتش) و (جلاكسوسميث كلين) و شركات اخرى يشاركون فــي اكتشـاف عـلاج للانفلونزا، وهناك امكانية كبيرة لنرى زيادة في الايــراد لهــذه الشــركات اذا استمرت عملية انتشار فيروس انفلونزا الخنازير.

ان نوبة انفلونزا الخنازير مريحة للحكومات لانه ليس عليها سوى انفاق واحد واصدار بلايين الدولارات على "تاميفلو" اضف الــى ذلــك اعـداد الحسـاب لانفلونزا الطيور.

لقد طلبت حكومة الولايات المتحدة ٢٠ مليون جرعة في تشــرين الاول ٢٠٠٥ كلفت ٢ بليون دولار، وفي هذا الوقت طلبت حكومة المملكة المتحدة ما يقرب ١٤.٦ مليون جرعة دوائية، وقد صرحت (روتش) مصنعة (تاميفلو) ان

هذا المضاد الفيروسي صالح لمدة ثلاث سنوات، وقد اعلن الامن القومي حالة الطوارئ وبأخذ ١٢ مليون جرعة من (تاميفلو) و (رالينزا) دفعت تكاليفها من خزينة الدولة. **مع الانتباه ان هذا الاعلان يسمح لادوية غير مجربة تعطى للاطفال!!!!!!!!!!.**

فهل انت راض وتسمح للحكومات ومنظمات الصحة بالعبث بحياتك وحياة اطفالك؟

- يحمل (تاميفلو) العديد من الاثار الجانبية والخطرة كالموت، ويقوم فقط بتخفيف الاعراض بعد ٣٦ ساعة على افضل الاحوال:

ارجو ان تفهم ان (تاميفلو) هو دواء غير امن وله اثار جانبية خطرة تشمل الاصابة بتشنجات وفقدان وعي وهذيان وقد سبب ١٤ حالة وفاة من الاطفال والمراهقين في اليابان حيث نتج عنها مشكلات عصبية ونفسية وامراض في المخ واخطار صحية اخرى في اليابان عام ٢٠٠٧.

وقد مر (تاميفلو) بأوقات عصيبة من فترة قريبة، عندما قامت هيئة الغذاء والدواء في عام ٢٠٠٧ اخيرا بعمل تحقيقات حول ١٨٠٠ اثار جانبية متعلقة بالدواء.

بالاضافة الى اثار اخرى مثل: الغثيان، القئ، والاسهال والصداع، والاعياء، والكحة.

وبالاضافة الى اغلب الاعراض التي تحاول تجنبها كذلك وان (تاميفلو) لم يكن فعالا ضد الانفلونزا الموسمية، وبالتالي فانه لن يكون فعالا في حالة انتشار جائح لانفلونزا الخنازير!!!!!

والذي يزيد الامر سوءا، ان مرضى الانفلونزا يعانون من تهديــد كبيــر بالاصابة بالتهاب بكتيري ثان مصاحب لتناول (تاميفلو). وان هــذا الالتهـاب البكتيري، قد يكون السبب الحقيقي للوفيات بعد الانتشار الجائح عام ١٩١٨.

يجب عليك ان تعرف الايرادات ل (تــاميفلو) وفقــا لتقــارير ماليــة ان الحكومات حول العالم قامت بالدفع من ميزانياتها وخزائنها ٢٢٠ مليون جرعة استعدادا لجائحة لم تظهر بعد. الامر الذي كلف ما يقــارب ٧ بليـــون دولار امريكي.

سيكتشف القارئ لهذا الكتاب ان فيروس انفلونزا الخنازير هو فيروس ضعيف و يمكن تجنبه باستخدام وسائل او علاجات طبيعية آمنة مئة بالمئة (وسائل سرية طبيعية سيتم الافصاح عنها في الفصــل العاشــر مــن هـذا الكتاب)، وسيكتشف القارئ ايضا انه لا يوجد اي مبرر او مكان للخــوف او القلق باذن الله تعالى!!!.

الفصل الأول

ما هي أنفلونزا الخنازير؟

الفصل الأول

ما هي أنفلونزا الخنازير ؟

ذكرت موسوعة الويكيبديا و (مراكز الوقاية وضبط الأمراض).

أنفلونزا الخنازير: هو مرض رئوي يصيب الخنازير يسببه فيروس الأنفلونزا النوع (A) وهناك نوبات منتظمة بين قطيع الخنازير حيث يكون المرض بأعلى مراحله ولكنه نادراً ما يسبب الوفاة لها.

بالعادة يكون إنتشار المرض أو الفيروس في فصلي الخريف والشتاء ولكن يمكن أن ينتشر طوال العام.

هناك العديد من الأنواع لإنفلونزا الخنازير وكمثال عليها الإنفلونزا التي تصيب الإنسان؛ والمرض يتغير بشكل ثابت.

وفي الوضع الطبيعي انفلونزا الخنازير لا تصيب الإنسان، والحالات المنتشرة حدثت بسبب الاتصال والتعامل المباشر مع الخنازير.

وهنك القليل فقط من الحالات الموثقة التي تكون نتيجة لانتقال المرض من إنسان لإنسان آخر. والاعتقاد السائد أن انتقال انفلونزا الخنازير من إنسان لإنسان يشبه تماماً (الأنفلونزا الموسمية) أي عن طريق الكحة والعطاس.

بالنسبة للنوبات التي أصابت المكسيك في الفترة الأخيرة يبدو أنها تتضمن نوعا جديدا من (فيروس إنفلونزا الخنازير) يحتوي المادة الغذائية DNA التي توجد في فيروس انفلونزا الطيور (HSN1) والفيروسات البشرية المعروفة.

وقد صرحت (منظمة الصحة العالمية) أن هناك على الأقل بعضا من هذه الحالات سببها هذه السلسلة الجديدة من الفيروس المسمى (H1N1).

"نحن مهتمون جداً، جداً كما يقول المتكلم باسم منظمة الصحة العالمية (WHO) توماس إبراهام قال "نحن نواجه شيئا جديدا وظاهرة جديدة هو هذا الفيروس الجديد والذي يمكن انتقاله من إنسان لإنسان".

الفيروس الجديد يختلف جينياً من فيروس الإنسان W1N10 المسبب للإنفلونزا الموسمية التي طافت العالم في السنوات القليلة الماضية والفيروس الجديد يحتوي المادة الوراثية (DNA) الشبيهة تماماً بفيروسات الطيور، الخنازير والبشر، بالإضافة لبعض المكونات من فيروسات الخنازير الآسيوية والأوروبية.

وفي حال خروج سلسلة جديدة من الإنفلونزا واكتسبت الخبرة على الانتقال من شخص لآخر، يتم بدقة وبسرعة فقد تكون شرارة لإنتشار جامح وخطير.

غيرت منظمة الصحة العالمية موقفها تجاه هذا الفيروس من مرحلة الخطر إلى مرحلة الانتشار الجائح (الفيروس H1N1) يختلف عن باقي أنواع ومسلسلات الإنفلونزا الأخرى وهذه النوعية الخاصة من الإنفلونزا لم يتعرض

لها الإنسان سابقاً ولذلك فهو ليس لديه ولم يبن مناعة طبيعية لها وهذا يجعلها من الجدية بمكان وفي الوقت الحالي ليس هناك علاج دواء واق يستطيع الأشخاص أخذه لتجنب الإصابة بالمرض ولذلك فإن الكبار في السن والصغار جداً أو الذين لديهم مناعة متدنية يجب أن يكونوا حذرين ويتخذوا الحيطة والحذر لتجنب الإصابة بالفيروس المسبب للمرض.

الفيروس (H1N1) أعيد تسميته إلى (انفلونزا (أ) لتجنب قيام بعض الأشخاص بربطه بالخنازير وهذا شبيه بعض الشيء بالإنفلونزا التي أصابت العالم في العقود السابقة

و مع ذلك فإنه لم يتم إثباته أنه من نوع أخطر في ذلك الوقت.

اما السلالة الجديدة فهي خطيرة وذلك لأنه لا يوجد شخص لديه مناعة كافية لهذه السلسلة المعينة من الفيروس ويقدر تقريباً أنه (١ من بين ٤) أشخاص.

وقد قال الدكتور ميشيل أومترهولم خبير الصحة العامة في جامعة مينوسوتا ان حقيقة سرعة إنتشار الإنفلونزا حول العالم وإزاء كل هذه الإشارات الأولى للانتشار الجائح؛ فإن هناك إحتمالا كبيرا بوجود حالات محتضنة للفيروس في مناطق أخرى مختلفة من العالم حالياً.

لا يوجد هناك مطعوم محدد وخاص ضد إنفلونزا الخنازير، إن الصورة غير واضحة لمدى قدرة المطاعيم المتواجدة حالياً على الحماية من إصابة الإنسان بالمرض!!!

اعتبر العلماء على المدى الطويل أن هناك فيروس إنفلونزا جديدا قد يكون انتشاره عالمياً وجامحاً كمرض قاتل.

قد يتطور فيروس جامح عندما تصيب الخنازير الطيور والبشر أنواع مختلفة من فيروسات الإنفلونزا مختلطة في مادتهم الوراثية والهجين الناتج قد ينتشر بسرعة وذلك لأن الأشخاص لا يكون لديهم مناعة طبيعية ضده.

أسوء انتشار جامح للأنفلونزا يعتقد أنه قتل على الأقل ٤٠ مليون شخص حول العالم عامي ١٩١٨- ١٩٩ وهناك انتشاران آخران أقل قتلاً الأول عام ١٩٥٧م والآخر ١٩٦٨.

اخذت صورة المجهر الإلكتروني لفيروس الإنفلونزا (H1N1) في مختبرخاص بالإنفلونزا وكان الناتج (حسب مراكز الحماية والوقاية من الأمراض) جسيمات يصل قطرها ٨٠- ١٢٠ نانومتر"[١]

[١] النانومتر: واحد بالبليون من المتر ما يعادل (١° ء ١٠ -٩) متر

فيروس انفلونزا الخنازير (SIV) عبارة عن أي سلسلة من عائلة فيروسات الأنفلونزا والتي بالعادة تستضيفها الخنازير في أجسامها كما حدث في ٢٠٠٩، فإن سلالات فيروس انفلونزا الخنازير (SIV) هي فيروس C بالإضافة إلى الأنواع التي تنحدر تحت ما يسمى فيروس انفلونزا (A) وهي H3N3,H3N2,H3N1,H1N2, H1N1 وانفلونزا الخنازير منتشرة خلال تجمعات الخنازير حول مناطق العالم المختلفة.

الأشخاص الذين يتعاملون مع الخنازير، خاصة الأشخاص الذين يتعرضون للخنازير بشكل مباشر متكرر يزيدون من خطورة الإصابة بأنفلونزا الخنازير تقريباً ١% إلى٤ % من الخنازير التي تتعرض للأنفلونزا و تموت منها.

تنتقل الأنفلونزا بين الخنازير عن طريق الاتصال المباشر أو غير المباشر من خلال ذرات الهواء (الهباء) ومن خلال الخنازير المصابة التي لم تختبر واعراض المرض في منتصف القرن العشرين، تم التعرف على أنواع الأنفلونزا الذي أصبح ممكنا بعد ذلك والذي يتيح المجال لتشخيص دقيق طرق انتقال المرض إلى الإنسان ،ان أعراض أنفلونزا الخنازير تشبه أعراض الأنفلونزا أو الأمراض التي تشبه الأنفلونزا بشكل عام كالإرتعاض، والحمى، والتهاب الحلق، وآلام في العضلات، وصداع حاد،وكحة، وضعف وتعب عام ويمكن أن تصاب الخنازير بأنفلونزا الإنسان، وهذا ما حصل أثناء الانتشار الجامح عام ١٩١٨م.

نوبة أنفلونزا الخنازير ٢٠٠٩ في البشر حدثت بسبب سلالة جديدة من النوع المتجدد من فيروس الأنفلونزا (A) وهو (H1N1) والذي يحتوي على جينات المكونات الرئيسة للمادة الوراثية) قريبة جداً وذات صلة بأنفلونزا الخنازير.

تصنيف أنواع الأنفلونزا

من الأجيال الثلاثة لفيروسات الأنفلونزا التي تسبب الأنفلونزا للإنسان اثنان منها تسبب الأنفلونزا للخنازير فيروس الأنفلونزا (A) منتشر بالخنازير وفيروس الأنفلونزا (C) نادر الانتشار في الخنازير.

فيروس الأنفلونزا (B) لم يتم الإقرار بعد عن حالة في الخنازير من سلالات فيروس الأنفلونزا (A) ,(C) والموجودة بالخنازير والبشر وقد تم من خلال استطلاع العلماء التمييز بينها بشكل كبير، وبالرغم من ذلك فإنه وبسبب التنوع فقد تم انتقال بعض الجينات الموجودة في سلالات الفيروس والتي عبرت الخنازير والطيور والبشر.

* الأنفلونزا (C) :

فيروسات انفلونزا (C) تصيب البشر والخنازير ولكن لا تصيب الطيور.

الانتقال للفيروس بين الخنازير والبشر حصل في الماضي على سبيل المثال، أنفلونزا (C) أحدثت نوبات صغيرة من نوع فيروسي حاد من الأنفلونزا أصابت أطفالاً في اليابان وكاليفورنيا وبسبب مدى الاستضافة المحدودة وعدم وجود التنوع الجيني للفيروس (C) هذا النموذج من الأنفلونزا لم يحدث انتشاراً جامحاً في البشر .

• الأنفلونزا (A)

أنفلونزا الخنازير المعروف بأنه تسببها الأنواع المنحدرة من أنفلونزا (A) وهي

(H1N1), (H1N2),(H3N1),(H3N3), و (H3N3) في الخنازير،

ثلاث من الأنواع المنحدرة من فيروس الأنفلونزا (A) (H1N1, H3N2, H1N2)

هي الأكثر انتشارا حول العالم في الولايات المتحدة النوع المتحدد (H1N1)

كان سائدا وبشكل حصري بين تجمعات الخنازير قبل عام ١٩٩٨؛ ومع ذلك منذ أواخر آب ١٩٩٨م النوع المتحدد (H3N2) تم عزله من الخنازير كما في ٢٠٠٤ النوع المنحدر (H3N2) عزل في مراعي الديك الروسي والخنازير في الولايات المتحدة وكان يحتوي على جينات من الإنسان (PB1, NA, HA) الخنازير (NS,NP,M) والطيور (PB2,PA) وهذه الجينات مشتركة في الأنواع الثلاثة

أنفلونزا الفيروس الجديد (H1N1) في البشر:

● هل هناك إصابات بشرية بالفيروس الجديد (H1N1) في الولايات المتحدة

اعتبر مركز الحماية وضبط الأمراض (CDC) الفيروس (H1N1) حديا وينتقل من شخص لآخر ومع ذلك، وفي الوقت الحالي، فإنه غير معروف مدى سهولة انتشار الفيروس بين الأشخاص.

● ما مقدار حدة المرض الناتج من فيروس الأنفلونزا (H1N1) ؟

● لحد الآن، مازال مدى حدة أنفلونزا فيروس (H1N1) غير معروف وفي حالة الأنفلونزا الموسمية، هناك بعض الأشخاص الذين قد يتعرضون ويكونون على خط الخطر للإصابة بالمضاعفات المصاحبة لهذه الأنفلونزا الموسمية الخطيرة. ومن هؤلاء الأشخاص كبار السن الذين يزيدون عن ٦٥ سنة، بالإضافة إلى الأطفال الذين تقل أعمارهم عن ٥ سنوات، والنساء الحوامل، وقد تصيب أي فئة عمرية إذا كانت تعاني من بعض الامراض المزمنة

والأشخاص المشار إليهم سابقاً والمعرضون الى خطر الإصابة بالمضاعفات المصاحبة للإنفلونزا الموسمية، هم أيضاً عرضة للإصابة بمضاعفات إنفلونزا فيروس (H1N1) الجديد.

وهناك أمر واحد يبدو مختلفاً عن الأنفلونزا الموسمية وهو ما يتعلق بالأشخاص الذين تفوق أعمارهم ٦٤ سنة الذين لما يظهر أنهم في خطر للإصابة بمضاعفات أنفلونزا فيروس (H1N1) إلى حد ما ⁻وبعد الاصابات الأخيرة بدأ مختبر مراكز الوقاية وضبط الأمراض (CDC) يدرس إمكانية بعض الأشخاص لتكوين مناعة طبيعية ضد هذا الفيروس، وهذا الدراسة بالاعتماد طبعاً على أعمارهم تشير التقارير الحديثة أن الأطفال وعددا كبيرا من الذين تقل أعمارهم عن ٦٠ سنة لا يملكون أجساما مضادة لفيروس (H1N1) ومع ذلك فإن تقريباً ثلث الذين تزيد أعمارهم عن ٦٠ سنة قد يملكون أجساما مضادة لهذا الفيروس وإنه من غير المعروف مدى الحماية التي تستطيع ان تقوم بها أي من هذه الأجسام المضادة لمقاومة هذا الفيروس الجديد.

كيف يختلف فيروس الإنفلونزا الموسمية عن فيروس الإنفلونزا (H1N1) من حيث حدة المرض ومعددلات الإصابة؟

إلى حد الآن يقوم مركز الحماية وضبط الأمراض (CDC) بدراسة حدة الإنفلونزا التي يسببها الفيروس H1N1 وللوقت الحالي فإنه ليس هناك قدر كاف من المعلومات للتنبؤ بمدى حدة انفلونزا فيروس (H1N1) وبمدى حدة نوبات المرض مقارنة بالإنفلونزا الموسمية اذ في حالة الإنفلونزا الموسمية من المعروف أن المرض يختلف بين كل موسم وآخر بالتوقيت والمدة وحدة المرض ومن المعروف أن الإنفلونزا الموسمية قد تتسبب

بالمرض من أخف حالة إلى أشدها حدة وأنها أحياناً قد تؤدي إلى الوفاة وفي الولايات المتحدة **وفي كل عام يصل متوسط الوفاة بسبب مضاعفات مرض الإنفلونزا الموسمية إلى ما يقرب من ٣٦٠٠٠ نسمة و إلى ما يزيد عن ٢٠٠.٠٠٠ نسمة موجودة في المستشفيات** لأسباب متعلقة بالمرض ومن بين الذين في المستشفيات أطفال لا تتجاوز أعمارهم عن ٥ سنوات وما يزيد عن ٩٠% من الوفيات و ٦٠% من الموجودين في المستشفيات هم من فئة كبار السن الذين تزيد أعمارهم عن ٦٥ سنة.

إلى نحو ما، فإن أكبر عدد من حالات الإصابة بفيروس الإنفلونزا H1N1 حدثت لأشخاص من الفئة العمرية بين ٥ و ٢٤ سنة وهناك القليل من الحالات المؤكدة التي أصابت أشخاصا يزيد أعمارهم عن ٦٤ سنة ولم تتسبب لهم بالوفاة، وهذا غير طبيعي وغريب مقارنة بالإنفلونزا الموسمية ومع ذلك فإن الحوامل إضافة الى الذين هم في خطر كبير عند الإصابة بفيروس الأنفلونزا الموسمية فإن الظاهر بأنهم أيضاً هم في خطر كبير من التعرض لمضاعفات فيروس الأنفلونزا H1N1.

كيف حدث الانتشار لفيروس H1N1؟

يعتقد أن انتشار فيروس H1N1 حدث بنفس الطريقة التي انتشر فيها فيروس الأنفلونزا الموسمية وبشكل رئيس فإن فيروسات الأنفلونزا تنتقل من شخص لآخر عن طريق الكحة والعطاس من قبل الأشخاص الذين يعانون من المرض أحياناً وقد ينتقل المرض عن طريق لمس بعض الأشياء التي يكون

الفيروس عليها ومن ثم لمس الفم أو الأنف وهذه الطريقة هي طريقة غير مباشرة.

كم هي المدة اللازمة كي يستطيع الشخص المصاب من خلالها نقل الفيروس إلى الآخرين؟

في الوقت الحالي يعتقد مركز الحماية وضبط الأمراض (CDC) أن فيروس H1N1 يمتلك نفس خصائص الانتقال التي يمتلكها فيروس الإنفلونزا الموسمية وفي حالة الأنفلونزا الموسمية، فقد بينت الدراسات أن انتقال العدوى من الشخص المصاب تبدأ من يوم واحد قبيل ظهور الأعراض إلى ٧ أيام بعد الإصابة بالمرض اما صغار السن خصوصاً الأطفال، فقد تكون فترة انتقال العدوى منهم أطول ويقوم مركز الحماية وضبط الأمراض (CDC) بدراسة الفيروس وقدراته وإمكاناته في محاولة جادة لتعلم المزيد عنه وإعطاء وتزويد الناس بمعلومات أكثر عن الفيروس في حالة توفرها.

هل يوجد خطر في مياه الشرب؟

ليس هناك إمكانية وجود خطر انتقال الفيروس يهدد مياه الشرب وذلك لأنه يتم معالجتها باستخدام وسائل تعقيم بخطوات معتمدة متطورة كما ان طرق معالجة مياه الشرب حالياً تؤمن درجة عالية من الحماية والوقاية من الفيروسات.

للان ليس هناك أبحاث كاملة عن مدى قدرة الفيروس H1N1 لمواجهة طرق ووسائل التعقيم المعتمدة لمياه الشرب ولكن، فإن الدراسات الحالية تبين وتؤكد أن كمية الكلور المستخدم في معالجة مياه الشرب ملائمة تماماً وكافية لتثبيط أقوى أنواع الفيروسات كفيروس انفلونزا الطيور H5N1 وبالنتيجة فإن أنواع الفيروسات الأخرى مثل فيروس H1N1 يكون للتعقيم باستخدام الكلور التأثير المماثل عليها، وسيتم تثبيطها وحتى هذا التاريخ فإنه لا توجد اية حالة موثقة عن الإصابة بفيروس الإنفلونزا عن طريق التعرض لمياه شرب ملوثة بهذا الفيروس.

● **هل يستطيع فيروس H1N1 الانتشار خلال مياه برك السباحة، منتجات العلاج الطبيعي، المياه المعدنية أو الينابيع النشطة أو أي مناطق أخرى تتواجد بها المياه المعالجة؟**

إن فيروس الأنفلونزا بشكل عام متخصص بإصابة القناة التقنية العليا وإنه لا يوجد لحد الآن حالة موثقة بالإصابة بفيروس الإنفلونزا عن طريق التعرض للمياه المعالجة بمقاييس التقييم التي ينصح بها مركز الحماية وضبط الأمراض (CDC) كذلك لا توجد فرصة أو خطر إنتقال فيروس الإنفلونزا فيها كما انه حتى الآن ليس هناك أبحاث كاملة عن مدى قدرة الفيروس H1N1 لمواجهة مياه برك السباحة والينابيع المعدنية والمنتجات والمياه الأخرى المعقمة بالكلور، ومع ذلك فإن الدراسات الحديثة أكدت أن كمية الكلور المنصوح بها من قبل مركز الحماية وضبط الأمراض (CDC) هي نسبة كافية وملائمة جداً لتعقيم المياه من فيروس إنفلونزا الطيور H5N1 وهي

البرك (١-٣ مغم/ لتر أو جزء بالمليون) وللمنتجات (٢-٥ مغم/ لتر أو جزء بالمليون) وبالتالي فإن باقي أنواع الفيروسات الأخرى مثل فيروس H1N1 سيكون للتعقيم باستخدام الكلور نفس التأثير المماثل عليها.

هل يستطيع فيروس H1N1 الانتشار في مناطق المياه المعالجة على أن يكون خارج المياه؟

نعم، لأن مناطق المياه المعالجة كأي منطقة أخرى وبالتالي فإن الفيروس H1N1 يستطيع الانتشار من شخص لآخر عن طريق الكحة والعطاس وأحياناً يكون بلمس أشياء يتواجد الفيروس فيها او عليها وكذلك لمس الأنف أو الفم مثله في ذلك مثل فيروس الأنفلونزا الموسمية أو أي نوع آخر فيروسات الأنفلونزا.

● لماذا توقفنا عن تسميتها أنفلونزا الخنازير؟

تغيير الاسم لإزالة اللبس الناتج من الربط الخاطئ للأنفلونزا بالمنتجات المشتقة من الخنزير وكذا يتم تغيير الاسم لأن بعض الدول قامت بوضع إجراءات مقيدة مثل الصين وروسيا- لاستيراد الخنازير الحية من الولايات المتحدة، كندا، المكسيك، وأيضاً بعد قيام مصر بالأمر بقتل جميع الخنازير ال ٢٥٠٠٠٠ الموجودة في الدولة كاجراء احترازي -وكان مركز الحماية وضبط الأمراض (CDC)هو من أول من قام بتسمية الأنفلونزا "بأنفلونزا الخنازير" ولكن بعد إجراء بعض التحاليل أظهرت نتائج الاختبارات أن

الفيروس يحتوي في صيغته الجينية ما يشبه صيغة فيروس أنفلونزا البشر وأنفلونزا الطيور وذلك بسبب التنوع الجيني، وبناء عليه ما كان يسمى بأنفلونزا الخنازير في البداية أصبح يسمى بأنفلونزا البشر والخنازير لاشتراكها بشيء في المادة الوراثية.

هل تصاب الخنازير بالأنفلونزا حالياً؟

صرحت تقارير وكالة تحري الغذاء الكندية وجود قطيع من الخنازير في آلبرتا تحمل فيروس من سلالة H1N1 اذ تعرضت الخنازير للفيروس من عامل في مزرعة خنازير رجع حديثاً من المكسيك وكانت لديه أعراض تشبه أعراض الإنفلونزا بعد ذلك ظهرت على الخنازير أعراض الإنفلونزا : حمى مفاجئة، كحة حادة، عطاس، فقدان الشهية، غير انه تم شفاء جميع الخنازير المصابة وكذا العامل الذي رجع إلى بلدة المكسيك.

*كيف تكونت السلالة الجديدة من الفيروس؟

لا أحد يعرف إلى هذه اللحظة كيف تكونت وتطورت هذه السلالة في الخنازير حيث عملت الخنازير على شكل "حاضنات" للفيروسات فساعدت على تكوين السلالة الجديدة؟ فاصبحت السلالة الجديدة تحتوي مكونات من فيروس أنفلونزا الخنزير.

قد تأخذ التحقيقات بعض الوقت ولكن هناك احتمال عدم وجود جوانب عن طريقة تطور السلالة الجديدة.

● **لماذا تثير السلالة الجديدة القلق؟**

لأنه إذا تغير فيروس الأنفلونزا وأصبح هناك سلالة جديدة تصيب من هم ذوو مناعة قليلة ولا يوجد عندهم مناعة، وإذا كانت هذه السلالة قادرة وبسهولة على الانتشار من شخص لآخر مسببة مرضا جاء في نسبة عالية لمن تصيبهم فهذه كلها هي بذور لانتشار جائح يقتل ويسبب المرض لعدد كبير من الأشخاص حول العالم وقد تم التحديد من خلال الإحصائيين لعدة سنوات أنه لم يتبق إلا القليل من الوقت لظهور السلالة الجديدة من الإنفلونزا التي لها القدرة على قتل الملايين.

في الفصول التالية من الكتاب يبين البروفسور منصور لملايين الأشخاص أنه ليس هناك مكان للخوف من إنفلونزا الخنازير وأنه يمكن علاجها بطريقة أسهل من الإنفلونزا المعروفة

ما هو الانتشار الجائح

هو عبارة عن انتشار لمرض وبائي في نطاق واسع كان ينتشر عبر القارات أو حول العالم ويتم عادة تحديد وتقييم الانتشار الجائح بأنه حاد أو غير حاد بالاعتماد على عدد الوفيات التي يسببها وعندما يفكر معظمنا بالانتشار الجائح للإنفلونزا.

نتذكر الإنفلونزا الإسبانية عام ١٩١٨ وأيضاً نتذكر إنفلونزا هونغ كونغ الوبائية عام ١٩٦٨م والتي قتلت ما يزيد عن ٧٠٠٠٠٠ شخص حول العالم - هذا كله أقل من النوبات السنوية للانفلونزا ذات النوع الموسمي الذي يضرب كل عام.

إذا أعلن أن نوبة إنفلونزا الإنسان والخنازير هي انتشار جائح فإننا سنعتبرها من النوع الذي ضرب العالم عام ١٩٦٨م وذلك لأنا تعرضنا لأجزاء من هذا الفيروس من قبلً نحن أيضاً - الا اننا نمتلك الان أنظمة صحة عامة جاهزة لأي انتشار جائح ومجهزة بأدوية مضادة للفيروسات وطرق تتحكم وتضبط المرض منعاً لانتشاره إلى جانب هذا كله **فنحن نمتلك سلسلة جديدة من الأدوية البديلة والطبيعية والتي هي بطبيعتها مضادة للفيروسات ومضادة للبكتيريا وهي وسيلة آمنة لنحمي بها أنفسنا، متوفرة في العديد من المتاجر والأسواق وحتى في مطبخنا!!!**

والذي يزيد التفاؤل أن عدد الوفيات من هذا الفيروس هي قليلة نسبياً فمثلاً خارج المكسيك هناك فقط حالة وفاة واحدة وفي دول أخرى مثل كندا، فالإنفلونزا تسبب نوبة غير حادة من المرض وتشفى بعد يومين أو ثلاثة من أخذ العلاج باذن الله، وفي حالات أخرى شفيت بدون علاج!!!

كيف يتم انتقال الفيروس؟

قد ينتقل من الاتصال المباشر مع الخنازير المصابة أو من إنسان مصاب إلى آخر سليم بطريقة الأنفلونزا الموسمية أي من خلال العطاس أو الكحة من قبل الأشخاص المصابين بفيروس الأنفلونزا بالإضافة إلى ذلك قد يصاب الأشخاص عن طريق لمس شيء ملوث بفيروس الأنفلونزا ومن ثم لمس الفم أو الأنف.

هل هناك مطعوم للفيروس؟

لا ليس هناك مطعوم جاهز حتى الان، وذلك لأن صيغة القيروس الجينية لازالت تخضع للتحليل إلى الآن، ولكن فإن مركز الحماية وضبط الأمراض (CDC) يقوم بتحضير مزرعة للفيروس يتمكن من خلالها دراسة الفيروس والتوصل للمطعوم، ومن المتوقع ان يكون هناك مطعوم قادم الينا قريبا الا ان اغلب العلماء والخبراء يحذرون من خطورته المدمرة المتوقعة

وبالنسبة لإنفلونزا الخنازير التي تصيب الخنازير نفسها، فهناك مطعوم متوفر يعطي للخنازير لوقايتها من المرض، ولكنه ليس هناك مطعوم للبشر ضد انفلونزا الخنازير لأنه ما زال قيد الدراسة والتحضير .

لقد أصبت هذه السنة بالأنفلونزا هل لدي مناعة تحمي من هذا الفيروس؟

لا، غير متوقع أن تكون لديك مناعة، لأن هذا الفيروس جديد ولـم يشـاهد من قبل، وبالتالي فإن المطاعيم المخصصـة للأنفلونزا قـد لا تسـتطيع تـأمين الحماية الكافية والملائمة ضد فيروس الخنازير، وقد تـؤمن بعـض الحمايـة مـن عناصر الأنفلونزا الموجودة في المادة الوراثية لفيروس إنفلونزا الخنـازير وليس للفيروس بكامله والنوبات الحالية لإنفلونزا الخنازير والتي تصيب البشر هـي مـن النوع H1N1 وهذا النوع ليس خطيراً بالمقارنة مع غيره من الأنـواع، كفيـروس إنفلونزا الطيور التي تستطيع أن تصيب الخنازير، وكـذلك هـو الحـال بالنسـبة لإنفلونزا الإنسان وانفلونزا الخنازير والنوع المنحدر منــه (H3N2) هـو النـوع الأشد عدوى وقسوة ويعتقد أنه قادم من الخنازيرو يتسبب بالمرض للإنسان.

وهناك إمكانية بإصابة الخنازير بأكثر من نوع واحد من فيروسات الإنفلونزا في الوقت ذاته وعندما يحدث هذا فإنه يوفر فرصة اختلاط الجينات مع بعضها البعض وباختلاط عدة أنواع من فيروسات الأنفلونزا مع بعضها ستخلق بذلك نوعا جديدا من الفيروسات يحتوي على جينات من كل نوع من الفيروسات المختلطة، ومع ذلك فإن انفلونزا الخنازير تميل لإصابة الخنازير، ولكنها أحياناً تتجاوز هذا التنوع لتصيب الإنسان بالمرض.

ما هو التهديد المتوقع على صحة الإنسان؟

إن نوبات إصابة الإنسان بالمرض من فيروس الإنفلونزا الذي أتى من الخنازير يمكن ان تحدث- وهناك تقارير تخبر عنها ولكن الأعراض عموماً هي شبيهة بالإنفلونزا الموسمية، وهذه الأعراض قد تتراوح من الخفيف غير الحاد إلى الخطير الحاد، وأحياناً قد تصل إلى أن تسبب ذات الرئة ومن ثم الوفاة.

● **ما مدى الخطر؟**

في المكسيك، هناك ما يقارب ١٠٠ حالة وفاة حدثت ويشتبه أن هذه الوفيات كانت بسبب انفلونزا الخنازير، ولكن الحالات المعروفة في الولايات المتحدة ومناطق أخرى لم تكن على هذا النحو من الخطورة اذ لا يعرف الخبراء لحد الآن مدى قدرة الإنفلونزا للتسبب بالوفاة، وذلك يرجع لعدم معرفتهم الكلية بعدد الأشخاص المصابين.

والذي يبدو أن السلالة الجديدة هي أخطر على الفئة العمرية ٢٥- ٤٥ سنة وهذا نذير شؤم لحصول انتشار جائح كالذي حصل في عام ١٩١٨ بسبب الأنفلونزا الاسبانية والتي قتلت عشرات الملايين حول العالم.

كم تصل تقريباً فترة حضانة الفيروس؟

هي يوم أو يومان فقط .

كيف نستطيع ضبط الانتشار؟

يوجد طرق وقاية قياسية لمنع الإصابة مثل تغطية الفم عند العطاس والكحة، واستخدام المناديل ورميها في القمامة فور الفراغ من استخدامها وأيضاً غسل اليدين بالصابون واستخدام معقمات تحتوي على الكحول في تركيبها بالإضافة إلى تجنب الأشخاص المصابين وإذا كنت مريضاً فابق في المنزل ولا تذهب للعمل أو المدرسة- واي شخص تظهر عليه الأعراض يجب أن يحظى فوراً برعاية طبية ذلك لأن من يحظى بالعلاج الفوري هم أكثر الأشخاص قابلية للتحسن والشفاء التام ويقوم الأطباء بأخذ عينة من الأنف والحلق ومن ثم إرسالها إلى المختبر، بانتظار النتيجة التي تظهر بعد أيام قليلة والدواء المستخدم للعلاج عادة هو "تاميفلو" مع انه غير معد ولامرخص لانفلونزا الخنازير

إن أغلب الوصفات الطبية تصف "تاميفلو" الذي قد يساهم بالتخفيف من اعراض الأنفلونزا الخنازير- الا انالوصفات الطبيعية المعروضة في نهاية الكتاب ترفع المناعة للمريض بشكل سريع كما انها تخفض الحمى في دقائق اضافة الى التعافي من انفلونزا الخنازير ف اقل من يومين باذن الله -كما انها تعطي السم مناعة طبيعية ضد هذا السلالة المعينة من الفيروس وغيرها

ما هو فيروس أنفلونزا الخنازير H1N1 ؟

أصبحت أنفلونزا الخنازير الآن تسمى بـ (انفلونزا H1N1 (A) وهي السلالة الجديدة التي تصيب الناس حالياً وهي لا تصيبهم بسبب الخنازير أو بسبب أكلها وذلك لأنها تنتشر في البشر فهي إنفلونزا بشرية ويعتقد أنها ناتجة عن دمج ثلاثة أنواع مختلفة من فيروسات الإنفلونزا : إنفلونزا الخنازير،

انفلونزا الطيور وبالإضافة لإنفلونزا الطيور إن السلالة الجديدة معدية جداً وسهلة الانتشار عبر القارات.

إن H1N1 سلالة مختلفة عن باقي سلالات الإنفلونزا الأخرى وهذه السلالة المميزة لم تصب البشر من قبل وبالتالي فإنهم لم يشكلوا مناعة طبيعية ضدها وهذا ما يجعلها من الجدية بمكان وفي الوقت الحالي لا يوجد علاج واق يساعد على تجنب الإصابة بها ولذلك فإن كبار السن وصغار السن والأشخاص أصحاب المناعة المتدنية هم سواء في التعرض لخطرها الكبير اذا لم يتحصنوا بحصون المناعة الطبيعية ــ ويجب عليهم أن يكونوا حذرين وذلك لتجنب الإصابة بالإنفلونزا من هذه السلالة الجيدة.

إننا نرى حاليا العديد من الحالات في الولايات المتحدة والتي يعتقد إن اصلها من المكسيك والذي يبدو إن اخطر الحالات المصابة هي التي في المكسيك.كما ان هناك الاف من الاصابات في شتى انحاء العالم الامر الذي اضطر بعــض الــدول الى تأجيل الدراسة في المدارس والجامعات كاجراء احترازي!!!

ان الوفيات التي حدثت في بعض الدول كانت بسبب ضعف التوعية للأشخاص وعدم مبالاتهم بمدى خطورة هذا النوع من الأنفلونزا وعدم مبادرتهم ومسارعتهم للحصول على العلاج الملائم الفوري.

الفصل الثاني

أعراض انفلونزا الخنازير

اعراض انفلونزا الخنازير

اساسيات انفلونزا الخنازير:

رغم إن الأنفلونزا صنعت الكثير من الخوف والقلق، الا إن الملاحظة المهمة هي إن انفلونزا الخنازير ما هي الا انفلونزا من النوع (A) فيروس (HINI).

هذا يعني انها فقط عبارة عن بعض الانواع العديدة لفيروسات الانفلونزا مثلها في ذلك مثل الانفلونزا الموسمية وهي تشبهها في اعراضها والفرق الاساس هو ان انفلونزا الخنازير الحالي هي انفلونزا من نوع (A) من فيروس (HINI) والتي فيها مكونات من فيروسات انفلونزا الطيور والخنازير، ولذلك فالانسان ليس لديه أي مناعة ضدها، واذا كانت سهلة الانتشار من شخص لآخر فهذا يجعلها تصبح ذات انتشار جائح (أي فيروس له القابلية للانتشار حول العالم).

إلى حد ما، فان حالات انفلونزا الخنازير تزيد من اتساع خريطة انفلونزا الخنازير ولا يعرف الخبراء هل سيكون للسلالة الجديدة انتشار جائح وقد استمر الانتشار لبعض الحالات لمدة اسابيع إلى إن تتوقف.

اعراض انلفونزا الخنازير:

إن اعراض انفلونزا الخنازير تشبه كثيرا اعراض الأنفلونزا الموسمية، ولكن قد تكون أكثر حدة وقد تسبب المزيد من المضاعفات:

بالنسبة لمركز الحماية وضبط الأمراض (CDC) فان هذه الاعراض تشبه كثيرا اعراض الأنفلونزا الموسمية وهي:

- **حمى مفاجئة،و بالعادة تكون مرتفعة، وليس (العكس) وليس كمثل الأنفلونزا الموسمية، احيانا قد لا يوجد حمى.**
- **كحة مفاجئة.**
- **صداع**
- **اعياء وتعب.**
- **رعشة**
- **عطاس**
- **فقدان الشهية**
- **الم بالعضلات ومفاصل الاطراف**
- **الم في الجسم**
- **اسهال واضطراب معوي**
- **قيئ**
- **التهاب في الحلق**
- **سيلان في الانف**

كل شخص هو في خطر التعرض لانفلونزا الخنازير لان القليل من الاشخاص يمتلكون مناعة ضدها.

وهنك علامات أخرى خطرة لانفلونزا الخنازير تشمل ذات الرئة النومونيا وتسبب مشكلات في الجهاز التنفسي ومشكلات في التنفس.

اذا كان طفلك يعاني من اعراض انفلونزا الخنازير فيجب تجنب الناس والاتصال بطبيب اطفال ليقوم بفحوص ليرى إن كان هو / هي يعاني من فيروس (HINI) انفلونزا نوع (A) وهناك العديد من الاختبارات الاخرى التي يتم اجراؤها للتأكد من انفلونزا الخنازير. (قد ترسل العينات إلى اقرب مركز صحة محلي أو إلى مركز الحماية وضبط الأمراض (CDC) للتحري عن انفلونزا الخنازير).

اعراض خطرة أخرى لانفلونزا الخنازير:

قد تستدعي هذه الاعراض رعاية صحية حثيثة تشمل:

- **سرعة التنفس أو مشكلة في التنفس.**
- **ازرقاق (زرقة) في الجلد.**
- **عدم شرب سوائل كافية.**
- **قيء حاد أو مستمر.**
- **عدم التفاعل مع البيئة من حوله أو السرحان**

- الاعراض الشبيهة بالانفلونزا قد تذهب او تخف ولكن سرعان ما تعود بحرارة أعلى وكحة اسوأ.

- سرعة الانفعال والعصبية واذا كان طفلا فانه لا يرضى الاستجابة لما يقول له.

مقارنة بين اعراض انفلونزا الخنازير واعراض الزكام أو الجيوب الانفية:

الشيء المهم الذي يجب الاخذ به بعين الاعتبار ان أي طفل يعاني من سيلان الانف أو الكحة ليس بالضرورة إن يكون مصابا بانفلونزا الخنازير وليس هنالك داع لعرضه على طبيب الاطفال لفحص انفلونزا الخنازير.

بشكل عام فان هناك حالات مرضية أخرى تصيب الاطفال في اوقات معينة من العام وتشمل:

- حساسية الربيع: سيلان الانف، كحة، حمى خفيفة.

- الزكام: سيلان الانف، حكة، سيلان انف متواصل،

- التهاب الحلق المقترح: التهاب في الحلق، حمى.

إن اعراض انفلونزا الخنازير تشبه اعراض الأنفلونزا العادية من حمى، كحة، التهاب للحلق، سيلان الانف، والم عام للجسم، صداع، رعشة، واعياء، والعديد من الاشخاص قد يعانون من انفلونزا الخنازير من القيء، والاسهال، واي شخص يعاني من انفلونزا يجب إن يعاني على الاقل من عرضين من هذه

الاعراض لكن هذه الاعراض مشتركة وقد تكون لحالات مرضية أخرى كا ذكرنا سابقا.

فالطبيب لا يستطيع معرفة انك تعاني من انفلونزا الخنازير بالاعتماد فقط على الاعراض الظاهرة، وقد قام الاخصائيون بعمل اختبار سريع للكشف عن الأنفلونزا وبالرغم من ذلك فان النتيجة السلبية لا تعني بالضرورة انك لا تعاني من الأنفلونزا.

نتائج الفحوص المخبرية هي القادرة فقط على اعطاء النتيجة الحتمية بانك مصاب بالمرض ام لا. ولكن بسبب العدد الكبير من الفحوص التي تأتي الى اقسام العناية بالصحة في الولايات المتحدة فان التركيز الكبير يكون على الفحوص التي يعاني اصحابها من اعراض خطيرة وحادة للانفلونزا و يقوم الاطباء حاليا بحفظ مخزون احتياطي من الادوية للفيروسات للاشخاص اصحاب الحالات الخطرة للانفلونزا آخذين بذلك بعين الحيطة والحذر لئلا يفتك هذا المرض الخطير بالبشر.

الفصل الثالث

انفلونزا الخنازير والسكري

انفلونزا الخنازير ومرضى السكري

إن أفضل خطة يتبعها مرضى السكري للتكيف مع المرض هي المحافظة على مناعتهم قوية باكبر قدر ممكن، ولان الجهاز المناعي ضعيف لمرضى السكري فان التئام الجروح والشفاء من الأمراض هي اقل من المستوى وضعف الجهاز المناعي يعود للتاثير الجانبي من نسبة السكر في الدم المرتفعة.

في الحياة المعاصرة التي نعيشها انه لمن الضروري استغلال كل الوسائل الطبيعية التي تستطيع تزويدنا ببناء قوي لجسدنا ليشكل خط دفاع اول يكون جاهزاً لاي هجوم نواجهه.

في كتب أخرى قد تكلمت عن منتجنا للسكري " غلوكو لايف" وكيف يساعد على تخفيض نسبة السكر المرتفعة في الدم، ولكن اليوم ساشرح كيف تساعدنا بعض من مكوناته على الوقاية من المرض. إن قوة جهازنا المناعي هي السبيل للمحافظة على الحياة، واذا انتشرت انفلونزا الخنازير بسرعة كبيرة يصعب السيطرة عليها سيكون هناك خطر على مرضى السكري بسبب المناعة الضعيفة التي يملكونها ولكن باستخدام "غلوكو لايف" فانه ستنخفض نسبة السكر في الدم وبالتالي فان ذلك يؤدي إلى زيادة قوة الجهاز المناعي . وهذها بعض المكونات التي تساعد على تقوية الجهاز المناعي.

الزنك: يساعد على الزيادة من انتاج خلايا الدم البيضاء وهذه الخلايا هي التي تحارب الأمراض التي تحاول الفتك بالجسم وكذلك فان الزنك يساعد على زيادة المقاتلات الطبيعية (NK) وهي خلايا شرسة من خلايا الدم البيضاء والتي تحارب الخلايا السرطانية وتساعد خلايا الدم البيضاء الاخرى على افراز الاجسام المضادة.

البطيخ المر: يقوي جهاز المناعة، عن طريق ازالة السموم من الجسم. وبالاضافة إلى انه يزيد قدرة الجسم على التخلص من السموم والتنقية من الملوثات وهذا كله يقود إلى جهاز مناعه صلب.

القرفة: تساعد على تحسين جهاز المناعة

حامض اللويبيك[١] (ALA) : يعزز جهاز المناعة فهو عبارة عن مضاد للاكسدة يدمر ويتخلص من الجذور الحرة السامة داخل الجسم وهناك وظائف أخرى له مثل المحافظة على نسبة الكوليستيرول والسكر في الدم ويساعد على المحافظة على الصحة بشكل عام.

الحلبة : يعتقد ان فيها مركبات تساعد في الشفاء من الالتهابات.، وتقوية جهاز المناعة، وتحسين وظائف الكبد. والحلبة تحتوي في تكوينها على مضادات للاكسدة فعالة تدافع عن خلايا الجسم السليمة من الجذور الحرة المدمرة والجزئيات غير المستقرة التي تهاجم خلايا الجسم. ومضادات الاكسدة هذه تحتوي على مركبات طبيعية تدمر وتتخلص من الجذور الحرة في اجسادنا ، مما سبق نرى كيف ان

الابحاث الحالية اثبتت ان قدرة هذه المادة تكافئ وتساوي قدرة ادوية أخرى مضاده للالتهابات مثل الاسبرين والكورتيزون ولانها علاج طبيعي، فان "الكركمين" مستخدم في علاج مرضى السكري من " النوع الثاني" في الصين والهند وشرق اسيا ، وذلك لمعرفتهم انه خال تماماً من اية آثار جانبية مدمرة .

---

[١] ALA : هي اختصار لكلمة او مصطلح لحمض اللويبيك وهو Alpha- Lipoic Acid وكما ذكر فان ALA هو مضاد للاكسدة قوي (antioxidant)

الفصل الرابع

كيف تحمي نفسك وعائلتك

من انفلونزا الخنازير

كيف تحمي نفسك وعائلتك من انفلونزا الخنازير

ماذا علي إن افعل لاحمي نفسي واسرتي

- ابق بعيداً عن الخنازير والاتصال المباشر بها.

- اغسل يديك بالماء والصابون بانتظام.

- حاول إن تبقى بصحة جيدة سليمة.

- نم جيداً.

- مارس بعض التمارين الرياضية.

- حاول ضبط توترك واجهادك.

- اشرب كميات كافية من السوائل.

- حافظ على نوعية الطعام المتوازن قدر الامكان.

- تجنب لمس بعض السطوح لانه قد يتواجد عليها الفيروس.

- لا تقترب من المرضى.

- اذا كانت هناك منطقتك فيها نوبة انفلونزا خنازير ، حاول إن تبقـــى بعيداً عن مناطق التجمعات والاكتظاظ السكاني.

- على كل فرد من افراد المنزل تجنب المشاركة بالاقلام أو الاوراق أو الملابس،أو المناشف أو اغطية الاسرة، أو اوعية الطعام والشراب الا اذا تم تنظيفها بعد كل استخدام.

- عقم مقابض الابواب، اجهزة الحاسوب، واجهزة الاتصال والهواتـف والالعاب واي سطح يمكن لمسه حول منطقة بيتك أو مكان عملك.

- البس قفازات تستطيع التخلص منها بعد الاستخدام عند ملامستك لسوائل الجسم.

- **اذا كنت مصابا كيف استطيع منع وحماية من حولي من الاصابة بالمرض؟**

- قلل من التعامل والاتصال المباشر مع الاخرين.
- لا تذهب للعمل أو المدرسة في الحالات الطارئة
- استخدم منديلاً لتغطية الفم عندما تكح أو تعطس، وان لم تكن حاملاً لمنديل استخدم يدك لتغطية فمك وانفك.
- ضع المناديل المستخدمة في سلة القمامة.
- اغسل وجهك ويديك بانتظام.
- ابق جميع السطوح التي تلمسها نظيفة ومعقمة.
- اتبع تعليمات الطبيب.

يقول الدكتور بيكس إن هناك عددا من الاشياء يستطيع المجتمع فعلها للحد من انتشار أي من فيروسات الأنفلونزا . تشمل النصائح التالية:

١- اغسل اليدين بعناية بالصابون والماء الدافئ ، أو استخدم الكحول لتعقيم اليدين مباشرة بعد الكحة أو العطاس أو المخاط (وقبل لمس أي شئ اخر) افعل هذا قبل لمس عينيك، انفك، فمك أو أي شيء قد يذهب إلى فمك.

٢- احمل المناديل دائماً، لاستخدامها عند الكحة والعطس بدلاً من استخدام الايدي.

٣- ارمِ المناديل المستخدمة في الاوعية المخصصة لها واستخدم معقم الايدي مباشرة بعد القيام بذلك.

٤- ابق بعيداً عن الاشخاص اكبر قدر ممكن، مع المحافظة على مسافة لاتقل عن متر واحد.

٥- اذا كنت مريضا ابق في المنزل وقلل احتكاكك مع الاشـخاص الاخـرين حولك.

- حقائق اضافية (٢٦ أيار ،٢٠٠٩):-

- يقول دكتور بيكن: " نحن نعرف إن فيروس انفلونزا الخنــازير (HINI) لعام ٢٠٠٩ انتشر بسرعة خصوصاً في المدارس وهذا الفيـروس ينقـل العدوى بشكل اكبر من الأنفلونزا الموسمية".

- يقول دكتور بيكن: إن متوسط الاعمار التي تعاني من الفيروس هو من الفئة العمرية ٣٢ سنة".

- ويقول دكتور بيكن ايضا: يملك الفيروس معدل استضافة في الجسم تصل من ٢% إلى ٦% والاغلب يعاني من اعراض خفيفة غير حادة".

- يقول دكتور بيكن: حوالي نصف الــذين سيستضـيفون الفيـروس فـي اجسادهم هم تحت حالة مرضية مثل الازمة الصـدرية أو السـكري، أو الأمراض الرئوية".

والنصف الاخر هم اشخاص كانوا بصحة جيدة ولا يعانون من حالة مرضية.

- يجب وضع شخص بوظيفة معطي العناية والرعاية.

- يجب إن تبقى الاشياء الشخصية لكل فرد مفصولة.

- يجب غسل الاطباق بغسالة الاطباق الخاصة، أو بالايدي مع استخدام المياه الساخنة.

- وكالعادة نغسل ملابس كل شخص في غسالة الملابس.

● **هل نستطيع معالجة انفلونزا الخنازير في البشر؟**

نعم، اغلب الاصابات تم علاجها بنجاح، رغم ذلك كان هنـاك وفيـات فـي المكسيك.

في العديد من الحالات، استطاع مرضى انفلونزا الخنازير من الشـفاء التـام بانفسهم، وبعضهم تم علاجهم باخذ ادوية مضـادة للفيروسـات والظـاهر إن الفيروس ضعيف في مقاومة العلاج الطبيعي المضاد للفيروسات والبكتيريا.

هناك بعض الملاحظات من مركز الحمايـة وضبط الأمـراض الامريكـي (CDC):-

- تأكد من ان تناولك لادوية السكري أو الانسولين لا يتوقف حتى لـو كنت لا تأكل. وقد ينصحك طبيبك بأخذ المزيد من الانسـولين فـي فترات المرض.

- يجب عليك قياس السكر في الدم كل اربع ساعات وراقب النتائج.

- اشرب المزيد من السوائل الخالية من السعرات الحراريـة وحـاول الاكل بشكل طبيعي. واذا كنت لا تستطيع الاكل بشكل طبيعي فحاول اكل أطعمة خفيفة وسوائل توازي وتساوي كمية الكربوهيدرات التـي تأكلها عادةً.

- زن نفسك يومياً . لان فقدان الوزن بدون محاولة ذلك تشير أو هـي علامة تدل على ارتفاع نسبة السكر في الدم.

- عليك قياس درجة حراراتك في كل صباح ومساء. وذلك لان الحمى هي علامة تدل على الاصابة بالمرض.

اذا حدثت الامور التالية فان مركز الحماية وضبط الأمراض (CDC) بالذهاب إلى الطبيب أو إلى الطوارئ:

- إن تشعر بانك مريض جدا لدرجة انك لا تستطيع الاكل بشكل طبيعي
- اصابتك باسهال حاد.
- خسرت ٥ باوندات أو أكثر.
- درجة حرارتك أكثر من ٣٨.٣ درجة مئوية (أي مـا يعـادل ١٠١ درجة فهرنهايت).
- نسبة السكر في دمك اقل من ٦٠ ملغم / ١٠٠مل أو بقي أكثـر مـن ٣٠٠ ملغم / ١٠٠ ملغم/١٠٠مل.
- تحمل في البول كميات متوسطة أو عالية من الكيتونات.
- عندك مشكلة في التنفس.
- تشعر انك دائما نعس ولا تستطيع التركيز جيداً.

● **غسلك يديك قد ينقذ حياتك:-**

اذا ساءت الامور ، قد نجد هناك صعوبة في الحصول على المياه. ومع ذلك، فان غسل اليدين من اهم الامور التي تمنع الاصابة من الأمراض، وخصوصاً عند فحص نسبة السكر في الدم وعند معالجة الجروح.

عند رؤيتك ليديك انها وسخة، فيجب عليـك غسـلها جيـداً بالمـاء الـدافئ والصابون متى توفر. واذا لم يتوفر الماء والصابون، استخدم معقما ممزوجا مع كحول لتنظيف يديك.

● **متى يجب عليك غسل يديك؟**

- قبل تحضير وتناول الطعام.
- بعد استخدام الحمام.
- بعد تغيير حفاظات الاطفال أو بعد ان تنظف طفلاً
- قبل وبعد العناية بشخص مريض.
- بعد الامساك بطعام غير مطبوخ، خصوصا اللحم النيئ أو الدجاج أو السمك.
- بعد العطس أو الكحة أو المخاط.
- بعد الامساك بحيوان او بفضلات الحيوان.
- بعد التخلص من القمامة.
- قبل وبعد معالجة الجروح.
- بعد الامساك باشياء ملوثه بمياه وسخة أو عادمة .

الفصل الخامس

علاج انفلونزا الخنازير:

هل هناك شفاء؟

علاج أنفلونزا الخنازير:
هل هناك شفاء؟

صنفت منظمة الصحة العالمية بريطانيا من أكثر الدول استعداد لمواجهة أنفلونزا الخنازير.

إن الأدوية المضادة للفيروسات والمضادات الحيوية متوفرة لمعالجــة أي شخص يتعرض للمرض حاليا.

● **مضادات الفيروسات:**

إن من الطرق المهمة لتخفيض أعراض الأنفلونزا الجائحة هي باستخدام الأدوية المضادة للفيروسات للأشخاص المصابين، وان هذه الأدوية تستخدم في معالجة أنفلونزا الخنازير الحالية، هذه الأدوية ليست شفاء لكنها تساعد على:

–   تقليل فترة المرض إلى يوم واحد تقريبا.

–   التخلص من الأعراض.

–   تقليل فرصة حصول مضاعفات للمرض مثل ذات الرئة.

ومن أشهر الأدوية الحالية المضــادة للفيروســات المســتخدم لمعالجــة أنفلونزا الخنازير "تاميفلو" و "رالينزا" وفي نهاية الفصل سنتحدث عن الآثــار الجانبية لهذا المرض.

المضادات الحيوية:

تلعب المضادات الحيوية دورا مهما في الانتشار الجائح للأنفلونزا وهي تستخدم لمعالجة المجتمع من بعض الأمراض البكتيرية مثل ذات الرئة.

في المستشفيات تستخدم المضادات الحيوية لمعالجة المرضى لتقليل فترة البقاء في المستشفى.

ولمزيد من المعلومات، انظر الفصول التالية لترى ان كثيرا من الأدوية والعلاجات الطبيعية تساوي في عملها حوالي ١٣٢ من المضادات الحيوية المصنعة كيميائيا.

- **هل نحتاج المضادات الحيوية في الانتشار الجائح؟**

لان الانتشار الجائح للمرض يحدث فيه تعقيدات ومضاعفات فان المضادات الحيوية تستخدم لتقليل عدد تعقيدات المرض التي قد تحصل في الانتشار الجائح. ومن أكثر الأمراض البكتيرية انتشارا أمراض الجهاز التنفسي والرئتين مثل ذات الرئة ونحتاج المضادات الحيوية لمعالجة هكذا أمراض وتعقيدات.

- **البكتيريا المقاومة للمضادات الحيوية تزيد من وضع أنفلونزا الخنازير سوءا:**

تؤكد التقارير التلفازية الحالية في الولايات المتحدة أن هناك آلاف الحالات المصابة بفيروس أنفلونزا الخنازير HINI، وهناك أمراض أخرى اخطر بكثير ولكنها لاتتكلم عنها.

وفقا لتقارير مؤسسات الصحة الوطنية فان في السنوات الأربعين الأخيرة، فان نوع البكتيريا "ستيفالوكدكس اوريوس" المقاومة للمضاد الحيوي" ميثيسلين انتقلت من بكتيريا قابلة للضبط والتحكم بها إلى مشكلة صحية عامة لا يمكن إهمالها.

وهناك ورقة دراسية حالية صدرت في حزيران لمجلة الأمراض الوبائية تناقش خروج خطر مميت يأتي من البكتيريا "ستيفالوكوكيس اوريوس" المقاومة للمضاد الحيوي "مثيسلين"، إن هذا النوع من ذات الرئة خطير ويسبب الوفاة ل٧٥% من الحالات.

ذكر الدكتور هيدرون والدكتور بلامبرغ، في البحث الذي أجراه، انه بالإضافة إلى كون البكتيريا المقاومة للمضاد الحيوي "ميثليسلين" تسبب ارتفاعا كبيرا في درجة الحرارة فإنها تسبب انخفاضا مفاجئا في ضغط الدم الأمر الذي يؤدي إلى صدمة صحية تجعل المريض غير قادر على التنفس ويجب أن يحظى فورا بالرعاية الطبية الحثيثة.

وكما ناقش البحث وجود علاقة بين فيروس (HINI) المسبب الأنفلونزا الخنازير وبين ذات الرئة نومونيا التي تسببها المقاومة للمضاد الحيوي "مثيليسلين" وهي أن ذات الرئة تحصل عادة بعد الإصابة بمرض الأنفلونزا.

- **هل هناك خطورة على الحوامل من أنفلونزا الخنازير؟**

أثناء الحمل، تزيد فرصة حصول مضاعفات بسبب مـرض الأنفلـونزا خصوصا بين الشهر الرابع و التاسع من فترة الحمل.

- **هل تستطيع المرأة اخذ مضادات الفيروسات أثناء فترة الحمل؟**

يصف الأطباء للحوامل كلا من "تاميفلو" و "رالينزا" مع أنهما ليسا آمنين مئة بالمئة.

- **هل يستطيع الأطفال اخذ مضادات الفيروسات؟**

نعم، رغم أن الجرعات الصغيرة ليست آمنـة مئـة بالمئـة للأطفـال والرضع.

- **هل يستطيع الأطفال –تحت عمر سنة– اخذ مضادات الفيروسات؟**

لا، لان "تايميفلو" و "رالينزا" غير مصرح باستخدامهما للأطفال تحـت عمر سنة واحدة.

- **هل تزيد فرصة مريض الايدز بالإصابة بأنفلونزا الخنازير؟**

لا، على الأغلب. بالرغم من ان فيروس الايدز يصيب الخلايا المناعيـة المساعدة "CD4" ويقوم بتقليل أعدادها وتثبيط وظيفتها في حماية الجسـم، إلا انه يوجد أجزاء أخرى من جهاز المناعة قادرة على محاربة الأنفلونزا.

- **هل من الممكن لمريض الايدز معاناة تعقيدات أنفلونزا الخنازير؟**

هناك احتمال ان يعاني مريض الايدز تعقيدات أنفلونزا الخنـــازير مثـــل ذات الرئة إذا كان عدد خلايا المناعة "CD4" اقل من ٣٠٠ خلية.

● **هل نستطيع اخذ المضادات الحيوية إذا كنا نعاني من أمراض الكلى؟**

نعم، ولكن نحن ننصح بأخذ العلاجات الطبيعية، لأنها آمنة مئة بالمئة.

● **هل الأشخاص المصابون بالأمراض الرئوية المزمنة، والأزمة الصـــدرية معرضون لخطر اكبر من أنفلونزا الخنازير؟**

لا، فالخطر هو نفسه بالنسبة لأي شخص آخر. إلا انه كأي مرض رئوي وحتى أنفلونزا الخنازير قد يؤدي إلى بعض مشكلات التنفس وذلك لأنه يصيب الجهاز التنفسي.

● **هل هناك نصيحة نستطيع قولها لمرضى الأزمة الصدرية والأمـــراض الرئوية المزمنة؟**

نحن ننصحهم بتناول الشاي الصحي العشبي والذي ســأتكلم عنـــه فـــي الفصول التالية.

● **هل يستطيع المصابون بالأزمة الصدرية والأمراض الرئوية المزمنة اخذ مضادات الفيروسات؟**

نعم، ولكننا ننصح بالعلاجات الطبيعية الآمنة مئة بالمئة، والجدير بالذكر أن مريض الأزمة الصدرية بالعادة لا يأخذ الدواء "رالينزا" بسبب احتمالية وجود بعض الآثار الجانبية التي قد تسبب مشكلات في التنفس.

- **هل الأشخاص المصابون بالسكري معرضون لخطر اكبر من أنفلونزا الخنازير؟**

لا، فالخطر نفسه أيضا بالنسبة لأي شخص آخر، إلا انه إذا أصابت الأنفلونزا مريض السكري فقد يؤدي إلى ارتفاع السكر في الدم بسبب تأثر خلايا البنكرياس بالمرضى، وبالتالي فان أدوية السكري تحتاج للضبط وفقا لتبعات الأنفلونزا.

- **ماذا يجب أن نفعل في حال ارتفعت نسبة السكر بسبب أي مرض؟**

من خلال تجربتنا مع مرضى السكري فان المضاد الحيوي "زيثروماكس" (ازيثيرومايسن) يساعد على تقليل السكر في الدم لانه يحفز إفراز الخلايا في البنكرياس.

- **هل الأشخاص المصابون بأمراض الكبد معرضون لخطر اكبر من أنفلونزا الخنازير؟**

إن خطر الإصابة بأنفلونزا الخنازير هو نفسه بالنسبة لأي شخص آخر وليس هناك تأثير لأمراض الكبد في زيادة الخطر.

- **هل كبار السن معرضون لخطر اكبر للإصابة بأنفلونزا الخطر؟**

غير معروف لحد الآن، إن اغلب المصابين بأنفلونزا الخنازير في أوروبا هم الأشخاص الذين قد سافروا للمكسيك من الفئة العمرية اقل من ٥٠ سنة ولكن لا نعلم فقد تتغير هذه الصورة.

- **هل كبار السن معرضون لخطر اكبر لمواجهة تعقيدات أنفلونزا الخنازير؟**

يتوقع الأطباء ان كبار السن معرضون بالإصابة بمضاعفات أي نوع من أنواع الأنفلونزا، عموما فان كبار السن هم اقل قدرة على مقاومة المرض بسبب سنهم، ومع ذلك ووفقا لبعض التقارير فان صغار السن هذا الأيام أيضا عليهم خطر وذلك لتناولهم الأطعمة السريعة والمشروبات الغازية والتي بدورها تقوم بإضعاف جهاز المناعة لديهم اضافة الى ان المشروبات الغازية تسحب الكالسيوم من العظام

- **لماذا يتم تعطيل المدارس لمدة أسبوع او اكثر؟**

توصلت وكالة حماية الصحة الى إن أطول فترة حضانة[١] لفيروس أنفلونزا الخنازير هو ٧ أيام. تستطيع المدارس متابعة (مواصلة) الدوام قبل انتهاء مدة ال٧ أيام إذا تم إثبات ان الحالة هي ليست أنفلونزا الخنازير.

- **هل هو آمن استخدام المواصلات العامة في فترة انتشار المرض؟**

---

[1]) فترة الحضانة، هي الفترة التي تمتد من وقت الإصابة بالفيروس إلى وقت ظهور الأعراض للمرض.

نعم، لأنه لم يتم قبلا تعطيل المواصلات وحتى في فترة الانتشار الجائح، وهي ليست بأكثر خطورة من استخدام الأماكن العامة والتواجد فيها، وعلى أي شخص يشعر بالتوعك الصحي أو يصاب بالأنفلونزا أن يبقى بالمنزل حتى لا يؤدي إلى نشر المرض فيمن حوله أو في منطقته.

- **هل ستكون أسرة المستشفيات كافية؟**

اغلب المصابين بالأنفلونزا يستطيع أن يأخذ الرعاية الصحية في البيت على أن تكون كافية وليس هناك ضرورة للذهاب للمستشفى.

- **حقائق خطرة عن الدواء "تاميفلو":**

- **الآثار الجانبية والخطرة للدواء "تاميفلو":**

كتب الدكتور بن كيم في ٢٦ تشرين الثاني عام ٢٠٠٥:

"لقد قرأت مقالة منشورة في صحيفة نيويورك تايمز عن تقارير وفاة وسلوكيات غير طبيعية أصابت أطفالا يابانيين ممن تناول مضاد الأنفلونزا "تاميفلو".

وهذه النقاط هي تلخيص لما قرأته في هذه المقالة:

١. تم الموافقة على "تاميفلو" لكل من: الولايات المتحدة عام ١٩٩٩، واليابان في أواخر عام ٢٠٠٠.

٢. وفقا "لروتش" –الشركة المصنعة لـ "تاميفلو"– فان هناك مــا يقـارب ١٣ مليون وصفة طبية كتبت لأطفال حول العــالم، ١١٠٦ مليــون لليابان وحدها.

٣. وفقا لوثائق من هيئة الغذاء والدواء (FDA) توفي ١٢ طفلا يابانيـا من الفئة العمرية ١ إلى ١٦ سنة، بعد اخذهم "للتاميفلو". ٦ منهم مــن فئة ٣–٤ سنوات وكانوا بصحة جيدة قبل الإصابة بالأنفلونزا، بكلمات أخرى فان هيئة الغذاء والدواء قالت: "انه يستدعي الاهتمام مــوت أو وفاة ٦ اشخاص صغار السن خلال يوم أو يــومين مــن أخــذهم" تاميفلو".

٤. وفقا لهيئة الغذاء والدواء، وجود ٣٣ تقرير عن حدوث نوبات عصبية نفسية حول العالم، ٣١ منها في اليابان، وهذه النوبات تشمل سـلوكا غير طبيعي وهلوسة، و هذيان بسبب تاميفلو

٥. اثنان من الأطفال بعمر ١٣ و ١٢ سنة قاما بالقفز من النافذة (نافـذة الطابق الثاني) من بيت يتألف من طابقين بعد أخذهما جـرعتين مــن "التاميفلو" وهذا في اليابان.

٦. وفاة مراهقين يابانيين اثنين بعد اخذهما "تاميفلو" ويعتقـد أن سـبب الوفاة هو الانتحار.

٧. أصابت هلوسة قوية طفلا يابانيا عمره ٨ سنوات بعد ٣ ساعات مـن تناوله للجرعة الأولى من "تاميفلو" وانطلق إلـى الشـوارع خـارج منزله.

٨. هناك تقارير عديدة تؤكد وجود حساسية حادة للجلد للأطفال والبالغين ممن تناولوا "تاميفلو".

٩. والجدير بالذكر أن "روتش" قامت بالرد عن هذه المعلومات قائلة: "إن التقارير هذه التي أشارت إلى المشـكلات التـي أصـابت ملايـين الأشخاص ممن استخدموا الدواء هي مشكلات نادرة الحدوث، وقـد تكون بسبب الأنفلونزا نفسها".

وقالت أيضا: "إن معدل الوفاة للأطفال الذي تناولوا "تاميفلو" هـي فقـط واحد بالمليون وهذا المعدل لا يزيد عن معـدل الوفـاة للأطفـال المصـابين بالأنفلونزا ممن لم يتناولوا الدواء".

إذا كانت هذه الحقيقة صحيحة، فلماذا نأخذ "تاميفلو" أصلا؟

أليس معدل الوفاة لمن اخذ الدواء ومعدل الوفاة لمن لم يأخـذه واحـدا؟ فلماذا وما الداعي وما الضرورة لأخذ "تاميفلو"؟

وأنا آسف لقول ذلك، فليس هناك احد في العالم يستطيع ان يقنعنـي ان أتناول "تاميفلو" أو أدوية الأنفلونزا الأخرى أو المطـاعيم، سـأحرص اشد الحرص على أن لا يأخذ أولادي هذا الدواء. إن ما يثير وحشتي وعجبـي أن

هناك العديد من الأطفال والبالغين في جميع أنحاء العالم يعتقدون أن "تاميفلو" امن بشكل تام و يعتقدون انه جيد لصحتهم".

وكالة الأنباء رويترز للصحة:

حذرت هيئة الغذاء و الدواء الامركية، حذرت "روش" من اخطار "تاميفلو":

اخر المستجدات لعام ٣-٤-٢٠٠٨ ل "واشنطن رويترز" ان ادارة "روش" و القابضين عليها حذرت الاطباء من الاثار النفسية التي سببت بعض منها الوفاة لمرضى الانفلونزا و الذين يأخذون "تاميفلو".

كتب مصنعو الدواء في "روش" رسالة، في شباط ٢٠٠٨ ، الى اخصائي الصحة ينصحونهم فيها بالاخذ بالمستجدات الجديدة لدواء "تاميفلو" وفقاً للملاحظات التي نشرتها هيئة الغذاء و الدواء في موقعها الالكتروني.

ان الجيل السابق من "تاميفلو" يحتوي وصفاً للاثار الجانبية من الهذيان و السلوكيات غير الطبيعية وكيف ان هذه الاثار الجانبية كانت خطيرة ومدمرة لبعض الحالات ولم يحتو الوصف اي حالة وفاة.

يقول الجيل الجديد من الدواء عن الحالات : "الظاهر ان الحالات ليست واسعة الانتشار" و ايضاً "مساهمة (تاميفلو) في التسبب في مثل تلك الحالات لم يظهر بعد ولم يتم التأكد منه".

روت الشركة عن التوصيات التي قامت بها هيئة الغذاء و الــدواء فــي تشرين الثاني ٢٠٠٧ بالنسبة للحالات التي حدث اغلبها في اليابان قائلة :

"إن التغيرات التي حدثت للجيل الدوائي تعكس ملاحظات عن مجموعــة من البيانات ، و التي تشير الى عدم وجود دليل على ان هناك علاقــة بــين (تاميفلو) و التقارير التي أخبرت عن الأحداث" هذا ما قالته روش.

يصف الجيل الجديد من الدواء ان الإنفلونزا نفسها مصــاحبة لمشــاكل نفسية وآثار عصبية.

*ملاحظة مهمة جدا:

من المعروف أن (تاميفلو) صمم لتتم الموافقة عليه من قبل هيئة الغذاء و الدواء ليستخدم في معالجة انفلونزا الطيور ولتتم الموافقة عليه ليستخدم في معالجة انفلونزا الخنازير فأنه يحتاج ان يتجاوز كل الخطوات اللازمة و الدراسات المختلفة قبل إعطائه الرخصة كدواء رسمي لانفلونزا الخنازير.

الفصل السادس

تحذير: مطعوم إنفلونزا الخنازير سياتي قريباً جدا

تحذير:

مطعوم انفلونزا الخنازير سيأتي قريباً جدا

قال صانعو الادوية في شركة باكستر العالمبة ان المطعوم قيد التجهيــز. وسيكون في الاسواق العالمية في تموز.

ان هذا التصريح التي قامت به الشركة اعلن عنه بعد يـوم واحـد مـن اعلان منظمة الصحة العالمية ان انفلونزا الخنازير وباء عالمي جائح

أعلن مركز الحماية وضبط الامراض في الولايات المتحدة عن ٤٥ حالة وفاة حول العالم

عقد مركز معلومات المطاعيم الوطنية مؤتمره الرابع في واشــطن ٢-٤ تشرين الاول من هذا العام.و سيتكلم فيه بعض خبراء المطاعيم في العالم.

المصادر: طبعة واشنطن ١٣ حزيران ٢٠٠٩

مركز معلومات المطاعيم الوطنية ١٨ حزيران ٢٠٠٩

ملاحظات الدكتور ميركولا:

يقول الدكتور ميركولا:

"كما توقعت في الإنذار الاول لانفلوزا الخنازير، أن مطعوم الانفلونزا تم طلبه على الفور و سيكون متوفر اً في اوائل تموز. تدعي الشركة الدوائية العملاقة (**باكستر**) انها تملك تكنولوجيا متطورة بانها تختصر

تطوير المطعوم الى النصف، أي ١٣ اسبوعا بدلا من ٢٦ أسبوع.
بالرغم من ان العديد من الحكومات و منظمات الصحة تود الاحتفال
بهذا الحدث ، ولكنه صـراحة لا يوجـد سـبب لمشـاركتك بهـذا
المهرجان. بل في الحقيقة لديك سبب جيد للخوف لانـك سـتتعرض
لمطعوم انفلونزا خنازير جديد أكثر من الخوف من الانفلونزا نفسها.

**من الواضح انك لا تملك ضماناً آمناً يختبر هـذا المطعوم غيـر
المجرب. و مما يزيد الامر سوءاً، أن اطفالنـا سـيكونون فئـران
تجارب لهذا المطعوم الجديد غير المجرب وأن هذا المطعوم سيكون
ضد فيروس هجين جديد غير معـروف يجمـع المـادة الوراثيـة
لفيروس الانفلونزا من الخنازير و الطيور و البشر.**

قد يواجه طلاب المدارس التطعيم الاجباري ضد إنفلونزا الخنازير، و
أرجو أن لا يحدث التطعيم الإجباري، رغم أن الظاهر أن هذا هو ما
سنواجهه في المستقبل القريب.

**وقد حذرت (باربرا لو فيشر) من مركز معلومات المطاعيم الوطني
بانه قريباً سيكون هناك حملة تحول المدارس الى عيـادات لاخـذ
المطاعيم، و أن الاطفال سيكونون اول من يحقن بهـذه المطـاعيم
التجريبية لإنفلونزا الخنازير .**

و السبب في الحملة يعود الى أن كبار السن فـوق الخمسـين عامـاً
يملكون أجساما مضادة لفيروس إنفلونزا الخنازير الحالي، اما الأطفال
الذين لم يتعرضوا الى مثل هذه السلالات الفيروسية من قبل فهم في
خطر اكبر."

يقول تقرير الصحيفة الرسمية على لسان بعض الخبـراء ، اذا عـاد فيروس (H1N1) الجديد بقوة في هذا الموسم، فأنه مـن الأفضـل تطعيم الأطفال أولاً، لأنه في المراحل الاولى من إنتشار الفيروس في الربيع، سببت السلالة الجديدة نوبات خطيرة بـين الأطفـال الـذين لايملكون مناعة ضدها.

و مرة أخرى، انه لمن السئ ان نرى خبراء الصـحة يسـتعملون مصطلح (النوبات الخطيرة) حيث أن أغلب الحالات كانت غير حادة و خفيفة جداً.

و مثل هذه اللغة لا تستخدم ببساطة لتزيد الامر سوءاً ، فهم يريـدون الأطفال الذين يعانون من مشكلات صحية، و الذين يجدر القول انهم اكثر الفئات خطراً، ومما يعني أن اي **مشكلات محتملة لهذا المطعوم غير المجرب سيكون لديها أكبر قدرة ممكنة للتدمير.**

لمذا نقوم بنفس الأخطاء مرى أخرى ؟

إن التطور الحادث في قرارات الصحة العامة يعود إلى تجربـة مؤلمـة لإنفلونزا سابقة هددت العالم عام ١٩٧٦ مباشرة ، ولهذا فإن نـاتج التجربـة سيكون حملة هائلة لمطعوم إنفلونزا الخنازير.

ومع ذلك هناك مطالبات بـ ١.٣ بليـون دولار لضـحايا عـانوا مـن تشنجات بسبب هذه المطاعم التجريبية وقد اصـيب شـاب مـن الأشـخاص بمتلازمة "جوليان – باري" تم حقنهم وحتى الأصحاء من الفئة ٣٠ سنة انتهى

بهم الحال إلى شلل كلي بالجزء السفلي من أجسامهم ويلقى اللوم على المطعوم بوفاة ٢٥ حالة.

والمثير للسخرية أن جائحة انفلونزا الخنازير المميتة لم تجسد بعد على أرض الواقع. عندما يتم تطوير المطعوم في حوالي ١٣ أسبوعا، فإنك تستطيع التأكد بعدم وجود وقت ليختبر طبياً بحيث يتم تقرير فعالية ومدى سلامته وأمان إستخدامه.

والطريقة التي أرى بها الموضوع، بأننا الآن نقف لمواجهة وتجريب تكرار لمطعوم الإنفلونزا الخطير، الذي دمر حياة مئات الاشخاص الأصحاء من ذكور وإناث.

وبالطبع فالأمر الخطير، هو في الحقيقة تحول المطعوم الجديد إلى قاتل وشركات الأدوية المسؤولة تملك حصانة قانونية تحميها، وهذا أمر قد نوهت له في مناسبات عديدة.

وبالتأكيد لا يستطيع أحد منا الوقوف متفرجاً على تحول المطعوم إلى كارثة صحية خطيرة.

تأخذ الحكومات من سياسة "الخط الأحمر" لتهديد الانفلونزا قرارا أعطى الكونغرس الأمريكي صلاحية كبيرة لمركز الحماية وضبط الأمراض (CDC) بعد أن قامت منظمة الصحة العالمية (WHO) برفع تهديد خطر انفلونزا الخنازير إلى المرحلة السادسة (حالة الانتشار الجائح).

ولكن في الحقيقة فإن كلمة "إنتشار جائح" تعني فقط أن الفيروس ينتشر

في بقاع العالم، ولا تتحدث أبداً عن خطره الجسدي.

لحد الآن، فإن انفلونزا الخنازير أودت بحياة ما يقارب ٣٣٢ شخص حول العالم (كما حدث في الأول من تموز) و ١١٦ وفاة حدثت في المكسيك.

وللبقاء في الصورة فإن الانفلونزا المعتادة (وليس انفلونزا الخنازير) قتلت ما يقارب ١٣.٠٠٠ شخص في الولايات المتحدة ومنذ كانون الثاني مع وجود دعم قوي لهذه الأنواع من النماذج وذلك لمضاعفة المبيعات للمطعوم، الأمر الذي أبقى الإنفلونزا الموسمية في هذا الوقت أخطر من انفلونزا الخنازير أو في الوقت الذي كنت فيه قلقاً من الإنفلونزا الموسمية جاء ت الاخبار محذرة ومروجة لهذا النوع الجديد من الإنفلونزا القاتلة (انفلونزا الخنازير).

رغم كل المؤشرات التي تدل على أن انفلونزا الخنازير هي جائحة مزعجة أكثر منها جائحة قاتلة، فقد طلب الكونغرس الأمريكي من مركز الحماية وضبط الأمراض (CDC) بإعلان حالة الطوارىء وقام بدفع ما يزيد على بليون دولار لبعض شركات الأدوية مثل (باكستر) لتقوم بطرق التصنيع السريعة لمطعوم الانفلونزا التجريبي والذي يحتوي على جميع الفيروسات البشرية والحيوانية الميتة والحية والمهندسة وراثياً وجينياً اضافة الى خلايا سرطانية قد تكون سببا باصابة الشخص السليم بالسرطان ليهرب من الانفلونزا كالمستجير من الرمضاء بالنار!!!.

وإضافة لذلك، فإن أغلب المطاعيم تقريباً تحتوي على أنواع من العوامل المساعدة الكيماوية الخطرة التي تزيد فعالية المطعوم للتأثير في جهاز المناعة

بطريقة سلبية!!!!

وبالتالي فإن سياسة "الخط الأحمر" هي قناع التهديد لن يقف عنــد هــذه النقطة. وكما حذرت باربرا لوفيشر في مقالتها.

"في بعض الولايات مثل ماساتشوستس، فقد قام أطباء الصحة العامــة بإقناع المتدربين بإصدار قانون لجائحة الإنفلونزا يسمح بــدخول البيــوت ومناطق العمل في الولاية دون طلب الإذن من أصحابها وذلك للقيام بالحجر الصحي على الأفراد دون طلب إذنهم بذلك .

وأيضاً للحصول على رخصة صحية تمكنهم مــن إعطــاء المطــاعيم للمواطنين وليحصلوا وبشكل رسمي على حظر التجمع للسكان في الولاية".

حظر صحي؟

الواضح أن صانعي القرار حكماء للغاية بحيث يمنعون احتجاج العامــة في مواجهة التطعيم الإجباري وحتى إذا لم يتمكنوا من رؤيــة الجنــون فــي إصدار هذه التشريعات من البداية.

- ما الذي تستطيع فعله؟

انني أحث على استعراض بعض المعلومات الداعمة والمتوفرة علــى موقع مركز معلومات المطاعيم الوطني وبالإضافة لذلك أنصح بتأييد (باربرا فيشر) في قيامها بإتخاذ موقف منـــاهض للتطعيــم الإجبــاري لإنفلونزا الخنازير.

إن من المفروض أن تقوم بالتزود بالمعلومات اللازمة عن التطعيم،

ومطعوم الإنفلونزا وأخطار التطعيم وقوانين الصحة العامة في الولاية وذلك لتعرف ما نحن بصدد مواجهته في بداية العام الدراسي الجديد.

يجب أن تعرف ما هي حقوقك وما هي الخيارات المتاحة لـك ضـمـن قوانين الصحة العامة الجديدة والتي قد تتطلـب تطعيمـك وتطعيـم أطفالـك وممارسة الحجر الصحي عليهم.

العديد منا لا يعلمون بوجود مثل هكذا قوانين وقد قامت قـوى الولايـة النموذجية للطوارىء الصحية (MSEHPA) بتزويد الولايـات فـي عـام ٢٠٠٣ بقانون تسمح بنوده فيها لخبراء الصحة إستخدام الميليشيا ليقوموا بـ:

السيطرة على كل الطرق المؤدية والخارجة من والى وسائل الاتصـال وأجهزة الحاسوب والبيوت والسيارات والطعام والوقود لمصـلحتها وتنظيـم والسماح بأفعال من مصلحتها تدمير خصوصية الأفـراد مثـل (الاعتقـال، السجن، التحقيق مع المواطن، تطعيم السكان من غير طلـب إذنهـم بـذلك) والموافقة على هكذا أفعال قد يؤدي إلى وفاتك أو إصابتك فخذ موقفاً وإجراءاً الآن..

● من أقوال (فيشر)

نحن كدائرة مسؤولة عن أمن البلاد فإننا نعلن أن أي نوبة مرض تصيب البلاد هي مسؤولية قومية ويجب علينا حماية أمة بما تقوم به مراكز الحمايـة وضبط الأمراض (CDC) "الإرهاب ذي المستوى المتدني" ويجب علينا تنظيم حجر وفحص للمسافرين لفحص علامات انفلونزا الخنازير.

وقد نعلم أن المطاعيم التجريبية صنعت في البداية لنحقن بها أطفال أمريكا، فإننا في الوقت ذاته كحماة للصحة العامة نؤمن بأنها مشكلة صحية حقيقية تصيب مجتمعنا ونحن نرى وفي سبيل حماية أطفالنا وعائلاتنا أن نتخذ قرارات مسؤولة لإستخدام طرق الحماية الأمثل".

اننا نوافق أنه ليس الوقت مناسباً للوقوع بهذه الخدعة، إن كل هـذه التخويفات صممت لأجل المال وليس للمحافظة على صحتك.

تستطيع التسجيل لحضور المؤتمر العالمي الرابع للتطعيم والمقام في واشنطن من ٢-٤ تشرين الأول ٢٠٠٩ وذلك لتحمي حقك بـالإدلاء برأيـك وأخذ الإذن منك في التطعيم.

- **كيف تحمي نفسك دون إستخدام المطاعيم والأدوية الخطرة؟**

هناك العديد من الطرق لتحمي بها صحتك بـدون مسـاعدة المطـاعيم الخطرة وانا شخصيا لم تصبني الإنفلونزا منذ عقدين سابقين وأنـت تسـتطيع تجنب الإصابة بها بإتباع هذه الخطوات والتي تجعلك تحافظ على مثالية جهاز المناعة الأمر الذي يقلل فرصة إصابتك بالأمراض.

- بالمحافظة على نسبة فيتامين (د) وكما تكلمت سابقاً فإن المحافظة على نسبة فيتامين (د) هي من أهم الاستراتيجيات التـي تمنـع الإصابة بالمرض بكافة أنواعه وإن نقصان فيتامين (د) هو سبب مـن أسـباب الإصابة بالإنفلونزا الموسمية - ليس الفيروس نفسه-

وأنا أحث وبشكل قوي على مراقبة نسبة فيتامين (د) والمحافظـة علـى

النسب المثالية المنصوح بها وهي من ٥٠ـ ٧٠ فان غرام/ مل وتستطيع فحصها في أي مختبر يقوم بهذا النوع من الفحوصات.

إذا أصابتك أعراض تشبه أعراض الإنفلونزا ولم تكن تتناول فيتامين (د) فإنك تستطيع أخذ ٥٠.٠٠٠ وحدة يومياً لمدة ثلاثة أيام للعـلاج المبكـر للإصابة ويعتقد بعض الباحثين مثل دكتور (كانل) أنه بإستطاعتك أخـذ جرعة عالية بمقدار ١٠٠٠ وحدة لكل باوند من كتلة جسمك ولمدة ثلاثة ايام.

ومن خلال أعمال دكتور (كانل) في الإنفلونزا الموسـمية فقـد احتمـل فرصة عدم الاستفادة من فيتامين (د) اذا لم تعرض لمولدات الضد لـذلك المرض. ولكن الرهان الافضل هو المحافظة على نسـبة فيتامـين (د) تقارب ٦٠ نانوغرام/مل.

ـ تجنب السكر والطعام المعالج، وذلك لان السكر يضعف علـى الحـال الجهاز المناعي، ومن المعروف ان الجهاز المناعي القوي هو السـبيل الامثل للوقاية من الامراض والفيروسات، وقد يكون السكر موجوداً في اطعمة لا تتوقعها كالكاتشب وعصير الفواكه.

ـ خذ قسطاً كافياً من الراحة، حيث ان القيام بالاعمال اليومية اصعب اذا كنت متعباً ولذا تصعب مقاومتك للانفلونزا، اذن تاكد من نومك جيـداً في الليل ومن قيامك ببعض الامور المساعدة على الاسترخاء.

ـ ابحث عن طرق تخفف الاجهاد والتوتر، وذلك لان الاجهـاد اليـومي

يجعل جسمك اقل مناعة معتمدة على مقاومة الامراض والفيروسات.

- واذا كنت تشعر بالتوتر والاجهاد فحاول استخدام بعض وسائل الراحة والاسترخاء لانها فعالة للتخلص من الاجهاد ومن اعباء العمل والعائلة.

- مارس بعض التمارين الرساضية: لانها تساعد على تحريك الدورة الدموية في اجزاء الجسم المختلفة وتجديدها، ولوجود مكونات جهاز المناعة في الدم فالافضل ان تصل الى كل الاجزاء مانعة بذلك حدوث الامراض وتوقف انتشارها.

- اعتمد على مصدر جيد من الدهون الحيوانية التي يوجد في بناءها مادة (omega-3) وهي من الدهون الصحية والاساسية لصحة جسدك، وتجنب الدهون التي تحتوي على المادة المدمرة (omega-6) الموجودة في الدهون المتحولة لانها سيئة لجسمك ولجهازك المناعي.

- اغسل يديك بانتظام لان غسل اليدين يقلل فرصة انتقال الفيروس الى انفك وفمك والاشخاص الاخرين واستخدم صابونا خاليا من المواد الكيميائية بدلاً من استخدام المواد الكيماوية المضادة للبكتيريا والتي قد تكون اثارها الجانبية اكثر من نفعها.

- استخدم مضادات حيوية طبيعية كالثوم الذي يعمل كمضاد حيوي يقتل انواعا كثيرة من البكتيريا بشكل واسع ويقتل الفيروسات والطفيليات الاخرى التي تهدد صحتك وعلى خلاف المضادات الحيوية

فلا يوجد مقاومة تبنيها البكتيريا ضد الثوم فالثوم وسيلة آمنة وقوية في الوقت ذاته، ولكن عليك تجنب الثوم اذا كانت لديك حساسية منه

هناك ايضا بعض المضادات الحيوية الاخرى تشمل خلاصة ورق الزيتون وزيت الزعتر البري (oregano).

كن بعيداً عن المستشفيات والمطاعيم، وكن بعيداً عن المستشفى الا اذا كنت في حالة طارئة، لانه من المعروف ان المستشفيات هي مواطن لكثير من انواع الجراثيم والطفيليات المسببة للامراض باشكالها المختلفة، وقد تكون من اكثر الاماكن التي تحمل فرصة للتعرض لجرثومة جديدة!!!

مراجع متعلقة بالموضوع: الانذار الحرج (Critical Alert): جائحة انفلونزا الخنازير – حقيقة ام خيال؟

و لقد قرأنا اليوم خبراً عن نجاح شركة نوفارتس في إنتاج اللقاح و سعيها لتوقيع إتفاقيات تجارية مع ٣٥ دولة لتزويدها باللقاح قبل حلول نهاية العام الجاري . ونظراً لضيق الوقت و أهمية الخبر نكتفي بالمقال وحده دون ترجمة المراجع .

ونتوجه بشكر خاص للعالم و الصحافي جيم ستون الذي لولا الله ثم هو لما توحدت الجهود لكتابة هذا المقال الذي يخدم البشرية جمعاء

هذا المقال هو وليد جهد جماعي يهدف إلى الكشف عن و الوصول إلى الدافع وراء إطلاق هذا الفيروس و الوباء للتحذير مقدماً عن أمور ستحدث

في المستقبل القريب .

تم نشر المقال بتاريخ : الاثنين ١٠ أغسطس ، ٢٠٠٩ ، ٣:٥٨ ظ

بعنوان : كابوس مروع – أسرار منظمة الصحة العالمية

الدكتورة سارة ستون، جيم ستون صحافي، روس كلارك محرر

شكر خاص للعالم و الصحافي جيم ستون الذي لولا الله ثم هو لما توحدت جهودنا لكتابة هذا المقال الذي يخدم البشرية جمعاء.

إن برنامج التطعيم الإجباري ضد فيروس إنفلونزا الخنازير H1N1 عندما ينظر إليه بالإخذ في الإعتبار تبرهن صحة فرضية أن الفيروس H1N1 من الفيروسات المركبة جينياً و أنه تم إطلاقه عن عمد لتبرير التطعيم ، يكشف عن مؤامرة قذرة و واضحة لتقسيم الإنسانية إلى مجموعتين ، المجموعة الأولى تضم أولئك الذين تدنت قدراتهم العقلية و الفكرية و تدهورت صحتهم و انخفضت القدرات الجنسية لديهم عن طريق التطعيم الملوث ، و مجموعة أخرى لا زالت تمتلك تلك الميزات الإنسانية الطبيعية وبالتالي فهي متفوقة و تحكم المجموعة الدنيا إن لم تستعبدها فعلاً ".

قابلت قصة انفلونزا الخنازير بتشكك كبير ، بل بدت مثل قصص إحدى أفلام الدرجة الثانية – تبدأ قصتها بسفر عدد من الطلاب إلى الخارج لقضاء عطلة الربيع حيث يلتقطون العدوى بالفيروس و عندما يعودون إلى بلدهم

نتقل العدوى إلى أهاليهم و زملائهم و بذلك يبدأ الوباء في الإنتشار في جميع أنحاء العالم ، قصة سينمائية لا يمكن تصديقها ، و كنت على يقين منذ اليـوم الأول من أنه إما أنه لا يوجد هناك فيروس على الإطلاق أو أنه مركب تــم التخطيط لإطلاقه عن عمد بعد دراسة عميقة من أجل تحقيق أهداف في غاية الخطورة

وللأسف فإن صحــة الإحتمال الثاني قد تأكدت ، و بذلك نحــن نواجــه خطراً جديداً تماماً و غير مسبوق يتمثل في هذا الفيروس المركب الــذي لـم يعرف من قبل ، و ينقل عن أخصائي علم الفيروسات قولهم : "بحق الجحيم ، من أين حصل هذا الفيروس على كل هذه الجينات ؟ إننا لا نعــرف ! " . إن التحليل الدقيق للفيروس يكشف عن أن الجينات الأصلية للفيروس هي نفسـها التي كانت في الفيروس الوبائي الذي انتشر عام ١٩١٨م بالإضافة إلى جينات من فيروس انفلونزا الطيور H5N1، و أخرى من سلالتين جديدتين لفيـروس H3N2 و تشير كل الدلائل إلى أن انفلونزا الخنازير هــو بالفعــل فيـروس مركب و مصنع وراثياً . .

المحاولة الأولى :

في فبراير ٢٠٠٩م ، قامت شركة باكستر إحدى الشــركات الكبــرى لإنتاج اللقاحات بإرسال لقاح فيروس الإنفلونزا الموسمي إلى ١٨ بلداً أوروبياً و كان اللقاح ملوثاً بفيروس انفلونزا الطيور H5N1 الحي ، و لحسـن الحــظ قررت الحكومة التشيكية إختبار اللقاحات كخطوة روتينية و عينـت شركــة

Biotest التشيكية لإختبار اللقاح التي قامت بتجربته على حيوانات المختبر . وكانت الصدمة عندما ماتت جميع الحيوانات التي أعطيت اللقاح فأدركوا أن هناك خطأً هائلاً ، و أسرعت الحكومة التشيكية إلى إخطار حكومات البلدان لأخرى التي تلقت اللقاح و لحسن الحظ أنها أدركت ذلك في اللحظة الأخيرة . و عندما فحصت الدول الأخرى اللقاحات تبين فعلاً بأن جميع اللقاحات تحتوي على الفيروس الحي ، و لو لا الله ثم تمكن التشيك و مختبرات الشركة من القبض على دفعة شركة باكستر الملوثة لكنا الآن في خضم وباء عالمي مع أعداد هائلة من القتلى .

بل الأدهى من ذلك ، أنه على الرغم من ذلك "الخطأ" الفادح لم تتم محاكمة أو معاقبة شركة باكستر بأي شكل من الأشكال ، علماً بأن الشركة تطبق نظام الحماية البيولوجية المسمى بـ BSL3 (مستوى السلامة الحيوية ٣) و هو بروتوكول وقائي صارم كان من شأنه أن يوقف مثل هذا التلوث ، إلا أن وصول الفيروس إلى اللقاح بتخطيه بروتوكول السلامة الصارم إلى جانب قوة و كمية الفيروس في اللقاح يظهر بوضوح أن التلويث كان متعمداً ، وهذا في الواقع محاولة لقتل الملايين تم ايقافها بمجرد إهتمام بلد واحد بما كان يحصل و عدم إظهار الثقة العمياء . الجدير بالذكر أن بروتوكول السلامة المتبع يجعل من المستحيل عملياً و تقنياً أن يقفز حتى فيروس واحد من الفيروسات قيد البحث و الدراسة من قسم البحوث إلى قسم تصنيع اللقاحات ، و ظهور فيروس H5N1 في قسم الإنتاج ليس له أي مبرر آخر غير أنه تم تمريره عن قصد و تعمد.

قد يعتقد المرء بأن باكستر يكون قد تم إقصاؤها عن الأعمال التجاريــة بعد إرتكابها مثل هذا "الخطأ" الجسيم ولكن العكس هو الصحيح ، و الذي يثير تساؤلات كثيرة ، مثل : أية أبحاث و أية دراسات دعت الشركة إلــى إنتاج ذلك الكم الهائل من الفيروس أصلاً ؟ كيف و لماذا انتهى المطاف بفيــروس إنفلونزا الطيور الحي في الملايين من جرعات اللقاح ؟ لماذا شملت اللقاحات على المكونات اللازمة لبقاء الفيروس على قيد الحياة و محتفظاً بقوته طـوال تلك الفترة ؟ لماذا لم تتم محاكمة أو معاقبة باكستر أو حتى مسائلتها بأي شكل من الأشكال؟ بدلاً من مقاطعة الشركة و وضعها علــى القائمــة الســوداء ، كافأت منظمة الصحة العالمية باكستر بعقد تجاري جديــد و ضخم لإنتاج كميات كبيرة من تطعيمات إنفلونزا الخنازير و التــي مــن المقــرر أن يــتم توزيعها في جميع أنحاء العالم في خريف هذا العام ،كيف بحق الجحيم يمكــن أن يكون هذا ممكناً ؟

نقطة التركيز الرئيسية :

دعنا نتحول إلى جانب آخر من لقاح إنفلونزا الخنازير الــذي تعمــل شركات الأدوية الكبرى و منها باكستر على قدم و ساق لإنتاج كميات كبيــرة منها خلال أشهر تكفي لسكان العالم ، و الذي هو موضوع هذا المقال ، و هذا الجانب الآخر هو أن التطعيم المذكور ما هو إلا خطة لتدمير فكرنــا و صحتنا و قدراتنا الجنسية عبر حملة تطعيم عالمية واسعة و ذلــك بإســتخدام مواد إضافية خاصة تسمى المواد المساعدة الهدف النظري من إضافتها هــو زيادة قوة التطعيم بحيث تكفي كمية صغيرة منه لتطعيم عدد كبير من النــاس

و زيادة عدد الجرعات المنتجة خلال فترة زمنية قصيرة ، و في حالة تطعيم إنفلونزا الخنازير ، ليمكن إنتاجها قبل حلول موسم إنتشار الإنفلونزا في فصل الخريف . و لكن على الرغم من أن هناك العديد من المواد المساعدة الآمنة التي يمكن أن تضاف ، قرروا إضافة مادة السكوالين – و السكوالين هي مادة هامة و منتشرة بشكل كبير في الجسم و يستمدها من الغذاء ، إنها المــادة الأساسية التي ينتج منها الجسم العديد مــن الزيـوت و الأحمــاض الدهنيــة المختلفة المهمة لأداء الوظائف الحيوية الهامة في مختلف أعضاء الجسم ، و هي المادة الأم التي تنتج منها كافة الهرمونات الجنسية سواءً في الرجـل أو المرأة و بالتالي المسؤولة عن خصوبة الذكور و الإناث ، كما أنها مهمـة لخلايا المخ لتقوم بأداء وظائفها بشكل صحيح و أيضاً تلعب دوراً مهماً فـي حماية الخلايا من الشيخوخة و الطفرات الجينيــة . و قـد ثبـت أن حقـن السكوالين كمادة مساعدة مع التطعيمات يسفر عن حدوث إستجابة مناعيـة مرضية عامة و مزمنة في الجسم بأكمله ضد مادة السكوالين. و من البـديهي بعد معرفة أهمية مادة السكوالين في الجسم أن يخلص القـارئ إلــى أن أي شيء يؤثر على مادة السكوالين سيكون له أثر سلبي كبير على الجسـم و أن تحفيز النظام المناعي ضدها سيؤدي إلى إنخفاضها و إنخفاض مشـتقاتها و بالتالي معدل الخصوبة و تدني مستوى الفكر و الذكاء و الإصابة بالأمراض المناعية الذاتية .

وبما أن الجسم يستمد حاجته من السكوالين من الغذاء و لـيس الحقـن عبر الجلد ، فإن حقن السكوالين إلى جانب الفيروس الممرض عبـر الجلـد أثناء حملة التطعيم ضد إنفلونزا الخنازير ، سيكون سبباً في إحداث اسـتجابة

مناعية مضادة ليس فقط ضد الفيروس المسبب للمرض بل أيضاً ضد مــادة السكوالين نفسها لتتم مهاجمتها هي الأخرى من قبل النظام المناعي . و كمــا ذكر ، فالسكوالين يشكل مصدراً وحيداً للجسم لإنتاج العديد من الهرمونــات الستيرويدية بما في ذلك كل من الهرمونات الجنسية الذكرية والأنثوية . و هو أيضاً مصدر للعديد من مستقبلات المواد الكيميائية التــي تنقـل الإشـارات العصبية في الدماغ و الجهاز العصبي ، وعندما يتم برمجة الجهاز المناعي لمهاجمة السكوالين فإن ذلك يسفر عن العديد مــن الأمــراض العصبية و العضلية المستعصية و المزمنة التي يمكن أن تتراوح بين تدني مستوى الفكر و العقل و مرض التوحد (Autism) و إضـطرابات أكثر خطـورة مثـل متلازمة لو جيهريج (Lou Gehrig's) و أمراض المناعة الذاتية العامة و الأورام المتعددة و خاصة أورام الدماغ النادرة .

و في دراسات مستقلة ، أجريت التجارب على اللقاحات التــي شـملت على السكوالين كمادة مساعدة و تم حقن خنازير غينيا بها ، و أثبتــت تلـك الدراسات أن الإضطرابات الناتجة عن تحفيز المناعة الذاتية ضـد السـكوالين قتلت ١٤ من أصل ١٥ من الخنازير ، و تمت إعادة التجربة للتحقق من دقــة النتائج و جاءت النتائج مؤكدة و متطابقة .

و يعود تاريخ "مزاعم " كون السكوالين مادة مساعدة إلى فترة حــرب الخليج الأولى حين تم حقنها للمرة الأولى في حقن لقاح الجمرة الخبيثة للجنود الأمريكان الذين شاركوا فيها ، و قد أصيب العديد من الجنود الــذين تلقـوا التطعيم بشلل دائم بسبب الأعراض التي تعرف الآن جملة بإسم متلازمــة

أعراض حرب الخليج ، و قد بينت الدراسات و الفحوصات أن ٩٥ في المئة من الجنود الذين تلقوا لقاح الجمرة الخبيثة قد وجدت لديهم أجسام مضادة ضد مادة السكوالين ، و أن عدد قليل من الجنود الذين تلقوا اللقاح خلت أجسامهم من الأجسام المضادة بغض النظر عما إذا كانوا قد خدموا في حرب الخليج أم لا . كما خلت أجسام الجنود الذين لم يتلقوا اللقاح من الأجسام المضادة ضد مادة السكوالين حتى أولئك الذين قاتلوا في الخليج . و يثبت ذلك أن ٩٥% من جرعات التطعيم ، و ليس كلها ، إحتوت على السكوالين و يثبت أيضاً أن المشاركة في الحرب ليس لها أي علاقة بالإصابة بمتلازمة حرب الخليج على عكس ما ادعته مصادر دفاعية حكومية . و قد بلغ مجموع الوفيات الناجمة عن وجود الأجسام المضادة ٦.٥ في المئة من المجموعة التي تم تلقيحها ، كما أثبتت دراسة أخرى أن معدل الخصوبة في الجنود الذين ثبت وجود الأجسام المضادة في أجسامهم قد انخفض بنسبة من ٣٠ – ٤٠ % .

الجدير بالذكر أن ظهور أعراض حدوث المناعة الذاتية بشكل كامل يستغرق نحو عام منذ تلقي اللقاح إلى أن يستنفد الجهاز العصبي و الدماغ و الجسم كافة إحتياطيات السكوالين التي تسلم من مهاجمة جهاز المناعة له ، و بعد إستنفاد الإحتياطي تبدأ الخلايا بالتلف ، و مرور هذه الفترة الزمنية الطويلة تحول دون توجيه الإتهام للقاح و الشركة المصنعة له و التي تظل تنفي إرتكاب أي مخالفات أو تحمل المسؤولية عن تلك الأعراض المتأخرة و مع قيام الكونغرس الأمريكي بتمرير قانون منح الحصانة للشركات الدوائية ضد أي ضرر ينتج من اللقاحات فإن الواقع ينبئ عن مستقبل مظلم إلى الأبد.

و بعد فحص مكونات لقاح إنفلونزا الخنازير ضد فيـروس H1N1 لا يسعنا إلا أن نخلص إلى أن المقصود بها ليس علاج الإنفلونزا بتاتاً ، بل إنـه يهدف إلى :

– الهبوط بمستوى ذكاء و فكر العامة .
– خفض معدل العمر الإفتراضي (بإذن الله) .
– خفض معدل الخصوبة إلى ٨٠% بشكل أقصى للسيطرة على عـدد السكان.
– إبادة عدد كبير من سكان العالم و بالتالي السيطرة على عدد السـكان أيضاً .

و لو كانت الأهداف من وراء التطعيم غير التي ذكرت ، لما إحتـوى اللقاح على السكوالين أو المواد المساعدة الأخرى الضـارة (التطـرق إلـى المواد المساعدة الأخرى خارج نطاق هذا المقـال الـذي لا يغطـي سـوى السكوالين) ، ونحن نعتقد بأنه نظراً لأن هناك الكثير مـن الطـرق لتحفيـز الإستجابة المناعية الذاتية ضد الجسم بشكل لا تقل تدميراً عن طريـق حقـن الجسم بـ "المواد المساعدة" التي توجد مثلها في الجسم أو تشبهها كيميائيـاً و غيرها من الطرق كإرسال الشحنات الملوثة عن عمد كما فعلت شركة باكستر فإن مصداقية اللقاحات و التطعيمات قد تضررت إلى الأبد و الثقة في الهيئات و الجهات الصحية و الطبية العليا قد تزعزت بشكل لا يمكن إصلاحه ، و أما شركة باكستر فإنها يجب أن تقاطع و تفرض عليها عقوبات ، و حقيقة أنها لم تعاقب مؤسفة للغاية و تستوجب الذم و اللعن . كمـا يفـتح انكشـاف هـذه

المحاولات الباب على مصراعيه أمام التفكير و التساؤل عن إمكانية وجـود محاولات أخرى من قبلهم لتحقيق الأهداف المذكورة غير اللقاحات !

و مؤخراً أكدت صحيفة " وشنطن بوست " أن اللقاح سـيحتوى أيضـاً على مادة الثايمروزال (Thimerosal) و هي مادة حافظـة تحتـوي علـى الزئبق الذي هو العنصر المسؤول عن التسمم العصبي الذي يؤدي إلى مرض التوحد (Autism) المعيق في الأطفال و الأجنة علماً بأن النساء الحوامل و الأطفال يترأسون قائمة الذين توصـي منظمـة الصـحة بتطعـيهم أولاً . و للمعلومية فإن تلك المادة الحافظة تستخدم في كثير من اللقاحات التي نسـارع لتلقيح أنفسنا و أبناءنا بها ، و من ثم يرمي الأطباء الجينات بالتطفر و التسبب في الأمراض الغريبة و المتلازمات العجيبة و هي منها براء !

عفواً .... فالثقة متزعزعة :

إن منظمة الصحة العالمية جنباً إلى جنب مع كبار المصنعين في مجال الصناعات الدوائية قد كشفت بشكل واضح عن نواياها الخبيثة لإلحاق الضرر بالبشرية جمعاء من خلال الأوبئة المصطنعة و اللقاحات المضـرة ، و ذلـك لغرض قد يكون من الصعب تحديده بشكل دقيق إلا أنه سيكون من المـأمون أن نفترض أنه سيكون هناك صفوة من الناس يعلمون بأنهـا إمـا ملوثـة أو ضارة فلا يتلقونها أو يتلقون الآمنة غير الملوثة و نتيجة لذلك سيكونون أعلى ذكاءً و أحسن صحة مقارنة بأولئك الذين سـيتلقون الملوثـة أو الضـارة و بالتالي ، و كما سلف الذكر ، فإن برنامج التطعيم ضـد فيـروس إنفلـونزا الخنازير H1N1 الذي ثبت كونه سلاحاً فيروسياً هجيناً من صنع أيدٍ بشرية ،

ما هو إلا محاولة واضحة لتقسيم الإنسانية إلى مجموعتين ؛ المجموعة الأولى تضم أولئك الذين ضعفت عقولهم و صحتهم و الحياة الجنسية لــديهم عــن طريق التلقيح الملوث ، و مجموعة لا زالت تمتلك تلك الميزات الإنسانية و بالتالي فهي متفوقة و مستعبدة للمجموعة الدنيا. و من المعقول بعد معرفة هذا ، الجزم بأن التطعيمات لم تعد آمنة و يجب عــدم أخــذها لأي ســبب مــن الأسباب كانت . رجاءً لا تدعهم ينالون منك و من أبنائك .

إن ما يثير الريبة هو تهويل المنظمة من شأن الفيروس الذي قتل قرابة ٥٠٠ شخصاً فقط (تأكد وجود الفيروس أم لم يتأكد) من بين مئــات الآلاف من حالات الإصابة به في العالم منذ إطلاقه من قبل مصنعيه دون التســاؤل للحظة عن العوامل المصاحبة التي تسببت في مقتل أولئــك الأشــخاص دون غيرهم من المصابين ، و ما أغرب أن تكترث لأولئك دون مئات من القتلــى المدنيين في الحروب مثلاً أو جراء الأمراض الأخرى ، و أن ما يدعو إلــى التساؤل أيضاً هو حث المنظمة دول العالم على إتباع حملة تطعيم جماعية و موحدة و متزامنة ضد المرض ، و نخشى أن هذا ليس الغرض منــه ســوى تلقيح جميع سكان العالم باللقاح الملوث قبل ظهور الأعراض المرضية فــي الفئة التي تلقت اللقاح و بالتالي إمتناع الآخرين عن أخذه و إنكشاف المؤامرة قبل أن تؤتي بثمارها المرجوة . الجدير بالذكر أن الولايات المتحدة قد جعلت تلقي التطعيم المذكور إجبارياً بموجب قــانون ســنته و فرضــت الســجن و الغرامة على كل من سيعارض تلقيه ضاربة بذلك الحرية الشخصية و حقوق الإنسان عرض الحائط خاصة و أن الإمتناع عــن التطعــيم لــن يضــر إلا

الشخص نفسه .

ملاحظة مهمة :

إذا رأيت شريط فيديو لشخصيات كبرى يأخذون تطعيماتهم ، ضع فـي الإعتبار أن ليس كل الجرعات صنعت مماثلة !

كتبت الدكتورة نورة خالد السعد مقالا تحذيريا جامعا حــول خطــورة مصل انفلونزا الخنازير هذا نصه:

ما الحقيقة في خطورة لقاح إنفلونزا الخنازير ؟؟

عندما كتبت مقالتي (إنفلونزا الخنازير وباء أم تجارة أدوية) المنشورة هنا في ١٣ من شهر رمضان الماضي الموافق ٠٣ أيلول (سبتمبر) ٢٠٠٩، علق البعض أننا دائما نجعل من كل قضية مؤامرة !! ومن قبل ذلك التاريخ وإلى الآن ومعظم القنوات في الولايات المتحدة الأمريكية تناقش قضية لقاح إنفلونزا الخنازير وما يسببه من آثار جانبية خطيرة وعلاقة هذا اللقاح بتجارة الأدوية وسواها.

وهنا نجد أن مدير مركز المساعدية في مستشفى الملك فهد في جدة الدكتور عبد الحفيظ خوجة وجه تحذيراً مهما للجميع بشأن لقاح إنفلونزا الخنازير، مؤكدا مماثلته للقاح الذي تم حقن الجنود به في حرب الخليج ضد متلازمة حرب الخليج و"الجمرة الخبيثة". وأكد خوجة أن الخبراء عثروا على مادة "السكوالين" في العقار المضاد للجمرة الخبيثة كما تم استخدامه لحقن بعض الأشخاص الذين يعانون مرض التوحد وأطلق العلماء تحذيرا من خطورة هذا

اللقاح على صحة الإنسان. وبحسب صحيفة "عناوين" فقد توصل باحثون أمريكيون إلى اكتشاف تلك المادة في اللقاح الذي سبق وأن تم استخدامه في علاج متلازمة حرب الخليج ومرضى التوحد كما تبين أن هذه اللقاحات تم استخدامها على سبيل التجربة فقط لا غير، وأكد خوجه نقلا عن مصادر على علاقة وطيدة بهذه القضية أن تلك التجارب ما هي إلا "محاولة قذرة" قاموا خلالها بتقسيم الإنسانية إلى قسمين قسم أصيب بأمراض خطيرة بعد حقنه بتلك اللقاحات وظهرت على المنتمين إليه أعراض التدهور في القدرات العقلية والجنسية والجسمانية بشكل خطير وتم رصد عدة حالات أصيبت بالشلل، والقسم الآخر ارتفعت قدراته العقلية وأصبح أفراده قادرين على جعل جميع أفراد القسم الأول عبيداً لهم.

وتابع قائلا: دار عديد من الشكوك حول نشأة مرض إنفلونزا الخنازير، حيث إن هذا المرض يبدو كالقصة تماما تبدأ أحداثها بقيام مجموعة من الطلبة بالسفر إلى الخارج بهدف قضاء بعض المرح وهناك يصابون بمرض إنفلونزا الخنازير وعقب رجوعهم إلى بلادهم ينتشر الوباء بين أهاليهم وسرعان ما تتسع دائرته ليجتاح العالم بشكل سريع.

وبعد فحص اللقاح المضاد لوباء إنفلونزا الخنازير تم اكتشاف مادة (السكوالين) وعدد آخر من المواد الضارة بصحة الإنسان وبالتالي ستسهم تلك اللقاحات في تدني القدرة العقلية لدى كل من يتم حقنه بهذا اللقاح وستنخفض معدلات الذكاء

لديه ومعدلات الخصوبة وكل ذلك من أجل السيطرة على الفئة المصابة من قبل الفئة الأشد ذكاء.

تجدر الإشارة إلى احتواء لقاح إنفلونزا الخنازير على عدد آخر من المواد الضارة لم يتطرق إليها التقرير الحالي وتم التركيز على أشد المواد ضرراً على صحة الإنسان وهي مادة (السكوالين) من أجل تنبيه الجميع وأخذ الحيطة والحذر.

وكما نشر في الصحف أن ٤٠ في المائة من الأمريكيين أنفسهم يرفضون تلقيح أولادهم ضد فيروس "إتش١ إن١" المعروف بإنفلونزا الخنازير.

وقد أجرى مستشفى "موت" للأطفال بالتعاون مع جامعة ميتشيغن مسحاً وطنياً شمل ١٦٧٨ والدا في آب (أغسطس) الماضي، بغية استطلاع مواقفهم فيما يتعلق بفيروس H1N1.

وأشار ٥٦ في المائة من الأهل الذين رفضوا تلقيح أولادهم إلى أنهم يخافون من آثار اللقاح الجانبية، بينما أفاد ٤٦ في المائة منهم أنهم غير قلقين من أن يصاب أولادهم بالمرض، في حين رأى ٤٢ في المائة أن الأدوية كافية للعلاج من الإنفلونزا، ويعتقد ٢٥ في المائة من المستطلعين أن اللقاح غير إلزامي في المدارس والحضانات.

وأبدى ٢٣ في المائة قلقهم من أن يكون اللقاح مرتفع الثمن، واعتبر ٢٠ في المائة آخرون أن فيروس "إتش ١ إن ١" ليس مرضاً خطيراً.

من جهة أخرى، اعتبر ٨٣ في المائة من الأهل المستعدين لتلقيح أولادهم أن هذا المرض خطير، ونسب ٧٥ في المائة آخرين السبب إلى أن اللقاح غير موصى به، بينما يعتقد ٦٢ في المائة من المستطلعين أن اللقاح سيكون إلزامياً في المدارس والحضانات، وأبدى ٥٥ في المائة منهم قلقهم من ألا تنفع الأدوية وحدها، في حين يظن ٤٠ في المائة أن اللقاح لن يكون مرتفع الثمن. خصوصا أن البرامج التي تبث عبر القنوات والـ "يوتيوب" تحذر الأهالي من تناول أطفالهم لهذا اللقاح.

وما نشر أيضا أن أكثر من نصف الأطفال الذين أخذوا عقار إنفلونزا الخنازير في أمريكا للتجارب يعانون عدة عوارض جانبية منها الغثيان ومشكلات في النوم وآلام في المعدة، إضافة إلى معاناة نحو طفل من كل خمسة أطفال من عوارض جانبية عصبية ونفسية مثل فقدان القدرة على التفكير بوضوح والكوابيس و"التصرف بغرابة".

لقد تم الإثبات لدى عديد من الأطباء أمثال دكتور ديفيد أيكي والدكتور ديف دوكنارد من الولايات المتحدة الأمريكية أن لقاح إنفلونزا الخنازير الذي يتوقع طرحه في تشرين الأول (أكتوبر) يزيد من خطر الإصابة بالسرطان. فوفقا

لمتخصص ألماني في أمراض الرئة فإن اللقاح أو التطعيم يحتوي على خلايا سرطانية من الحيوانات.

ولهذا فقد أثار هذا الموضوع التساؤلات حول ما إذا كان حقن الجسد البشري بمثل هذا الخلايا السرطانية قد يزيد من خطر إصابة البشر بالسرطان! إضافة إلى المخاوف الجادة لدى العامة حول ما إذا كان هذا اللقاح الذي تم طرحه في السوق بسرعة كبيرة دون التجارب اللازمة ومقاييس السلامة اللازمة فعلا آمن وفاعل أم لا...

وقد أضاف الدكتور الألماني ودارج "إنها تجارة كبيرة للصناعة الدوائية، فإنفلونزا الخنازير لا تختلف كثيرا عن الإنفلونزا العادية، على العكس تماما، إذا نظرت إلى عدد الحالات فإنها لا شيء مقارنة بموسم الإنفلونزا العادية". ولا تسبب إلا العوارض العادية للإنفلونزا ولا تستلزم إلا بضعة أيام من الراحة.

كما يقول الباحث الدكتور بلا يلوك إن لقاح إنفلونزا الخنازير لشركة باكستر، الذي يسمى Celvapan، يحتوي على خلايا من القردة الإفريقية الخضراء والذي تورط من قبل بنقل عديد من لقاحات ملوثة بفيروسات أخرى مثل فيروس HIV. وفقا لبحث تم إصداره في المجلة الطبية البريطانية من ٢٥ آب (أغسطس) فإن أكثر من ٥٠ في المائة من الأطباء والممرضات في المستشفيات العامة سيرفضون لقاح H1N1 بسبب قلقهم من أعراضه الجانبية وشكوكهم حيال فاعليته..

ووفقا لاستطلاع أجرته قناة فوكس للأخبار فإن أغلبية الأمريكيين اليوم موقنون بأن اللقاح يعد أكثر خطورة من فيروس إنفلونزا الخنازير نفسه!

في فرنسا أثار هذا اللقاح موجة من الانتقادات كما نشر منذ أيام في جريدة "القبس" الكويتية يوم السبت ٧ شوال – ٢٦ أيلول (سبتمبر) ٢٠٠٩، بعد وفاة شاب في السادسة والعشرين من العمر ارتفع عدد الوفيات إلى ٢٧ حالة، بينما تخطى عدد المصابين بالفيروس عتبة ٥٠ ألف شخص.

ومع بداية العام الدراسي والخوف من تفشي الوباء في المدارس وبين التلاميذ أعلنت وزارة الصحة عن خطة لمحاربة انتشار الوباء، كشفت بموجبها عن شراء الحكومة الفرنسية ٩٤ مليون حقنة لقاح ضد إنفلونزا الخنازير إضافة إلى ملايين الأقنعة التي بدأ توزيع قسم منها على الأطباء والعاملين في الجهاز الصحي، مع التحذيرات المعتادة التي ينشر عنها منذ بدء انتشار هذا المرض.

ورغم هذا فإن الخطة التي أعدتها وزارة الصحة لتلقيح المواطنين اختيارياً أو إجبارياً تثير نقاشاً واسعاً في أوساط العاملين في القطاع الصحي، الخاص والعام على حدٍ سواء. ويوجه كثير من الخبراء الانتقادات للحكومة خاصة لاعتمادها هذه اللقاحات ضد إنفلونزا الخنازير في وقت سريع من دون التأكد من الأعراض الجانبية لهذه اللقاحات التي اشترتها من أربعة مختبرات: أمريكي، سويسري، ألماني وفرنسي.

ويعتقد كثير من الخبراء أن وضع اللقاحات خلال مهلة أربعة أشهر في السوق، ومع مهلة شهر أو شهرين لدراسة الأعراض الجانبية غير كافية على الإطلاق، فالاختبارات (تتطلب سنة) على الأقل لتظهر الأعراض الجانبية، وما إذا كانت خطيرة أم لا.

ويقول عدد من الخبراء إنهم يفضلون التقاط الفيروس على تلقي اللقاح المضاد له، ويشدد هؤلاء على أن فيروس إنفلونزا الخنازير بشكله الراهن أقل خطورة من فيروس الإنفلونزا العادي، ويؤكدون أن الأخير يقتل سنويا في العالم أكثر من ٧٥٠٠، بينما لم يتجاوز عدد ضحايا إنفلونزا الخنازير ٢٢٥٠ شخصا في الـ ١٧٧ بلدا وفقا لمنظمة الصحة العالمية.

كما أن النائبة في البرلمان الأوروبي ميشيل ريغازي وجهت رسالة مفتوحة إلى وزيرة الصحة الفرنسية روزلين باشلو أعربت فيها عن قلقها من المخاطر التي قد تنجم عن حملة التلقيح الواسعة، التي تعتزم وزارة الصحة القيام بها خاصة لدى الأولاد والسيدات الحوامل.

وتقول ريغازي إنه يجب عدم التسرع، خاصة أن اللقاح ضد فيروس إنفلونزا الخنازير يتضمن مواد مساعدة للقاح، ليكون أكثر فاعلية وأشد تأثيرا. وبالتالي فإنه لا يمكن معرفة الأعراض الجانبية للزئبق والألمنيوم والسكوالين، وهي المواد المساعدة التي يميّع فيها اللقاح. وتخشى النائبة في البرلمان الأوروبي من تأثير الأعراض الجانبية في الجهاز العصبي للذين يتلقون اللقاح.

والانتقادات الموجهة لوزارة الصحة والنقاشات حول خطورة أو عدم خطورة اللقاح ضد إنفلونزا الخنازير بات حديث الساعة بين الفرنسيين.

في محيطنا العربي أوضح وزير الصحة المصري الدكتور حاتم الجبلي أن الشركات المنتجة للقاح الواقي من الإصابة بمرض "إنفلونزا الخنازير" تشترط على الدول المستوردة كتابة (إقرار يعفي الشركات من أية مسؤولية عن الآثار الجانبية للمصل) !!!.

وأعلن الوزير أن مصر قررت أخذ إقرارات على حجاجها تتضمن موافقتهم على "التطعيم" بالمصل الذي تصل الدفعة الأولى منه إلى القاهرة منتصف تشرين الأول (أكتوبر) المقبل.

ومن قرأ ما نشر هنا في "الاقتصادية" يوم السبت من هذا الأسبوع عن الانتقادات العنيفة ضد لقاح إنفلونزا الخنازير في السويد والتساؤلات حول: هل الفيروس من اختراع شركات الأدوية العالمية؟ وعما يقال إن شركة أمريكية أنتجت الفيروس ووزعته للعالم!!

جميع هذه الآراء والتقارير تضعنا أمام حقائق يجب ألا نتجاوزها في ظل خطر صحي يهدد أطفالنا من هذا اللقاح.

لدينا هنا أكد وكيل وزارة الصحة المساعد للطب الوقائي الدكتور زياد ميمش أن وصول دفعة (الـ ٤ ملايين) جرعة من اللقاح الخاص بفيروس إنفلونزا

الخنازير H1N1 التي تم حجزها مسبقاً سيكون في ١٥ تشرين الأول (أكتوبر) المقبل، مشيرا إلى أن هناك تحركات كبيرة تقوم بها الوزارة حالياً لشراء (الـ ٦ ملايين) جرعة الإضافية التي وجه خادم الحرمين الشريفين أمس بإضافتها لتطعيم الطلبة والطالبات والفئات الأكثر عرضة للمرض.

وبين أن اللقاح حال توافره في المملكة سيقتصر فقط على عدد من الحالات وهي الأكثر عرضة للإصابة بالمرض مثل كبار السن والحوامل الذين لديهم مشكلات صحية مزمنة.

وبدد الدكتور ميمش مخاوف البعض من عدم فاعلية أو ضرر اللقاح الجديد. وقال في رد على ما يراه أنه مزاعم: لا يوجد تخوف فهيئة الغذاء والدواء الأمريكية وافقت على إنتاج أربع شركات اللقاح بعد الدراسات التي أجريت وأثبتت فاعلية اللقاح بنسبة ٩٦ في المائة في إعطاء المناعة خلال جرعة واحدة.

** أثق أن الدكتور ميمش يعرف جيدا أن التقارير والتحقيقات الطبية التي تبث يوميا على القنوات الأمريكية والغربية لا تزال إلى هذه اللحظة تناقش خطورة هذا اللقاح ويشجع بعضها أولياء أمور الأطفال على عدم السماح لأطفالهم بأخذه !! خصوصا أن الإدارة الأمريكية كما نشر تحمي شركات الأدوية التي تنتج هذا اللقاح من أي ملاحقة قضائية !!

** نحن على ثقة أن مسؤولي الصحة لدينا أحرص على صحة المواطنين ولكن ما الحقيقة ؟؟ ألا ينبغي أن تصدر بيانات صحيحة وليست نشرات إعلامية؟؟

فنحن أمام خطر يهدد الصحة العامة الآن ومستقبلا !!

اتهام شركات أدوية أمريكية وبنـــوك يهوديـــة بإطلاق فيروس "الخنازير

فجرت صحفية نمساوية متخصصة في الشؤون العلمية قنبلة مدوية بكشفها ان ما بات يعرف بفيروس أنفلونزا الخنازير، الذي اجتاح بلدان العالم في ظرف قياسي، ما هو إلا مؤامرة يقودها سياسيون ورجال مال وشركات لصناعة الأدوية في الولايات المتحدة الأمريكية.

وحسبما ذكرت جريدة "الشروق" الجزائرية، اتهمت الصحفية النمساوية **يان بيرجرمايستر** منظمة الصحة العالمية، ومجموعة من اللوبي اليهودي المسيطر على أكبر البنوك العالمية، وهم ديفيد روتشيلد، وديفيد روكفيلر، وجورج سوروس، بالتحضير لارتكاب إبادة جماعية، وذلك في شكوى أودعتها لدى مكتب التحقيقات الفدرالي الأمريكي (آف بي آي).

وتزامنت الشكوى الجديدة مع شكاوى أخرى رفعت في ابريل/نيسان الماضي ضد شركات الأدوية "باكستر" و"أفير جرين هيلز وتكنولوجي"، والتي ترى الصحفية أنها مسؤولة عن إنتاج لقاح ضد مرض أنفلونزا الطيور، من شأنه أن يتسبب في حدوث وباء عالمي، من أجل البحث عن الثراء في نفس الوقت.

وترفع الصحفية في شكواها جملة من المبررات تراها موضوعية، تتمثل في كون المتهمين ارتكبوا ما أسمته "الإرهاب البيولوجي"، مما دفعها لاعتبارهم "يشكلون جزءا من "عصابة دولية" تمتهن الأعمال الإجرامية، من خلال انتاج وتطوير وتخزين اللقاح الموجه ضد أنفلونزا، بغرض استخدامه كـ "أسلحة بيولوجية" للقضاء على سكان الكرة الأرضية من أجل تحقيق أرباح مادية".

واعتبرت بيرجر مايستر "انفلونزا الخنازير" مجرد "ذريعة"، واتهمت من أوردت اسماءهم في الشكوى، بالتآمر والتحضير للقتل الجماعي لسكان الأرض، من خلال فرض التطعيم الإجباري على البشر، على غرار ما يحدث في الولايات الأمريكية، انطلاقا من يقينها بأن "فرض هذه اللقاحات بشكل متعمد على البشر، يتسبب في أمراض قاتلة"، مما دفعها إلى تكييف هذا الفعل على أنه انتهاك مباشر لحقوق الإنسان، والشروع في استخدام "أسلحة البيوتكنولوجية".

ومن هذا المنطلق ترى يان بيرغرمايستر في عريضة الشكوى، أن مثل هذه الأفعال لا يمكن تصنيفها إلا في خانة "الإرهاب والخيانة العظمى".

وتحول موضوع هذه الشكوى، إلى قضية حقيقية رفعتها منظمات حقوقية ومهنية في مختلف دول العالم، وفي مقدمتها "جمعية آس أو آس عدالة وحقوق الإنسان" الفرنسية، التي سارعت بدورها إلى المطالبة بفتح "تحقيق جنائي بهدف منع وقوع أزمة صحية خطيرة". وشددت على ضرورة وضع حد للتطعيم واسع النطاق المخطط للشروع فيه بداية من فصل الخريف الجاري.

في هذه الأثناء، قال عدد من أخصائي علم الفيروسات: "إن برنامج التطعيم الإجباري ضد مرض إنفلونزا الخنازير عندما ينظر إليه يتأكد أن فيروس H1N1 المسبب للمرض من الفيروسات المركبة جينياً و أنه تم إطلاقه عن عمد لتبرير التطعيم.

ويتساءلون : من أين حصل هذا الفيروس على كل هذه الجينات ؟ ، ويقولوا إن التحليل الدقيق للفيروس يكشف عن أن الجينات الأصلية للفيروس هي نفسها التي كانت في الفيروس الوبائي الذي انتشر عام ١٩١٨م بالإضافة إلى جينات من فيروس انفلونزا الطيور H5N1، وأخرى من سلالتين جديدتين لفيروس H3N2 و تشير كل الدلائل إلى أن انفلونزا الخنازير هو بالفعل فيروس مركب و مصنع وراثياً.

استغلال فقراء العالم

في نفس السياق، أكد عالم الاجتماع السويسري يان تسيجلر المستشار في مجلس حقوق الإنسان التابع للأمم المتحدة : "أن إنفلونزا الخنازير تستغل على حساب فقراء العالم، وأنه بينما يستنفر الإعلام من أجل ٤٥ شخصا توفوا بالفيروس خلال الأسابيع الأولى منه فإن مائة ألف شخص يموتون يومياً من الجوع وتداعياته المباشرة".

وقال أنه من "التبجح" أن يظهر مسؤول من منظمة الصحة العالمية أمام وسائل الإعلام المختلفة قائلا إن فيروس إتش ١ إن ١ يهدد ملياري إنسان، مشيراً إلى أن مسؤولي المنظمة يتعاملون "بشكل غير مسؤول" مع التصريحات حول خطورة الفيروس.

واضاف إنه لا ينكر أن منظمة الصحة العالمية ملزمة بمراقبة الصحة العالمية "ولكن عليها ألا تبالغ في تصوير الأشياء"، وأن تعطي كل حدث قدره الضروري من الاهتمام وألا تدخل الخوف في قلوب الناس لأنها تعرف أكثر مما يعرفه الناس من حقائق عن المرض.

وتابع أن نحو ٩٥٣ مليون إنسان يعانون بشكل دائم من نقص التغذية، كما أن العالم يشهد وفاة طفل تحت سن عشر سنوات كل خمس ثوان، مضيفا "نحن نقبل ذلك وكأنه أمر طبيعي للغاية".

وأكد أنه "ليست هناك مؤتمرات صحافية عن هؤلاء الناس ولا استنفار دولي من أجلهم، في حين أن منظمة الصحة تدعو وسائل الإعلام يوميا لمقرها

الرئيسي في جنيف لإطلاعها على آخر المستجدات الخاصة بإنفلونزا الخنازير". وقال تسيجلر "عندما يتعلق الأمر بالكبار فإن الضمير العالمي يهتز، إن هذا يدل على العمى الذي أصابنا وعلى برودة عواطفنا المتدنية للغاية وتهكمنا من الواقع".

كما يرى البروفيسور السويسري أنه من المثير للدهشة أن يتم توجيه الإعلام في التعامل مع أزمة الخنازير، وقال إنه لن يستغرب لو تبين فيما بعد أن شركات الأدوية الكبرى هي الممسكة بدفة هذا التوجيه الإعلامي في ضوء الركود الذي أصابها جراء الأزمة المالية والاقتصادية العالمية.

وأضاف تسيجلر أن إنفلونزا الطيور عادت على شركات الأدوية العملاقة بالمليارات من بيع الأدوية بعد أن كانت "تكدس" براءات الاختراع التي تمتلكها والخاصة بالعقاقير المضادة للإنفلونزا

حقائق مرعبة

تقول تقارير إعلامية عربية إن لقاح إنفلونزا الخنازير الذي تعمل شركات الأدوية الكبرى على قدم وساق لإنتاج كميات كبيرة منها خلال أشهر تكفي لتطعيم سكان العالم، ما هو إلا خطة لتدمير فكرنا و صحتنا وقدراتنا الجنسية عبر حملة تطعيم عالمية واسعة وذلك بإستخدام مواد إضافية خاصة تسمى المواد المساعدة الهدف النظري من إضافتها هو زيادة قوة التطعيم.

وتضيف التقارير، أنه على الرغم من أن هناك العديد من المواد المساعدة الآمنة التي يمكن أن تضاف للتطعيم، قرروا إضافة مادة السكوالين – والسكوالين هي مادة هامة ومنتشرة بشكل كبير في الجسم و يستمدها من الغذاء ، إنها المادة الأساسية التي ينتج منها الجسم العديد من الزيوت و الأحماض الدهنية المختلفة المهمة لأداء الوظائف الحيوية الهامة في مختلف أعضاء الجسم ،

وهي المادة الأم التي تنتج منها كافة الهرمونات الجنسية سواءً في الرجل أو المرأة و بالتالي المسؤولة عن خصوبة الذكور و الإناث، كما أنها مهمة لخلايا المخ لتقوم بأداء وظائفها بشكل صحيح و أيضاً تلعب دوراً مهماً في حماية الخلايا من الشيخوخة و الطفرات الجينية.

وقد ثبت أن حقن السكوالين كمادة مساعدة مع التطعيمات يسفر عن حدوث إستجابة مناعية مرضية عامة و مزمنة في الجسم بأكمله ضد مادة السكوالين.

ومن البديهي بعد معرفة أهمية مادة السكوالين في الجسم فان أي شيء يؤثر على مادة السكوالين سيكون له أثر سلبي كبير على الجسم و أن تحفيز النظام المناعي ضدها سيؤدي إلى إنخفاضها و إنخفاض مشتقاتها و بالتالي معدل الخصوبة و تدني مستوى الفكر و الذكاء و الإصابة بالأمراض المناعية الذاتية .

ويتابع التقرير، وحيث أن الجسم يستمد حاجته من السكوالين من الغذاء و ليس الحقن عبر الجلد ، فإن حقن السكوالين إلى جانب الفيروس الممرض عبر الجلد أثناء حملة التطعيم ضد إنفلونزا الخنازير ، سيكون سبباً في إحداث استجابة مناعية مضادة ليس فقط ضد الفيروس المسبب للمرض بل أيضاً ضد مادة السكوالين نفسها لتتم مهاجمتها هي الأخرى من قبل النظام المناعي .

وعندما يتم برمجة الجهاز المناعي لمهاجمة السكوالين فإن ذلك يسفر عن العديد من الأمراض العصبية والعضلية المستعصية والمزمنة التي يمكن أن تتراوح بين تدني مستوى الفكر و العقل وأمراض المناعة الذاتية العامة والأورام المتعددة و خاصة أورام الدماغ النادرة .

ويعود تاريخ "مزاعم " كون السكوالين مادة مساعدة إلى فترة حرب الخليج الأولى حين تم حقنها للمرة الأولى في حقن لقاح الجمرة الخبيثة للجنود الأمريكان الذين شاركوا فيها ، و قد أصيب العديد من الجنود الذين تلقوا التطعيم بشلل دائم بسبب الأعراض التي تعرف الآن جملة بإسم متلازمة أعراض حرب الخليج.

الجدير بالذكر أن ظهور أعراض حدوث المناعة الذاتية بشكل كامل يستغرق نحو عام منذ تلقي اللقاح إلى أن يستنفد الجهاز العصبي و الدماغ و الجسم كافة إحتياطيات السكوالين التي تسلم من مهاجمة جهاز المناعة له ، و بعد إستنفاد الإحتياطي تبدأ الخلايا بالتلف ، و مرور هذه الفترة الزمنية الطويلة تحول دون

توجيه الإتهام للقاح والشركة المصنعة له و التي تظل تنفي إرتكاب أي مخالفات أو تحمل المسؤولية عن تلك الأعراض المتأخرة.

ومع قيام الكونجرس الأمريكي بتمرير قانون منح الحصانة للشركات الدوائية ضد أي ضرر ينتج من اللقاحات فإن الواقع ينبئ عن مستقبل مظلم إلى الأبد.

المراجع :

Newsmax.com "اللقاح قد يكون أكثر خطورة من انفلونزا الخنازير"

Mercola.com "سكوالين : و مصل انفلونزا الخنازير– كشف السـر الصغير القذر "

Chiroweb.com "اللقاحات قد تكون مرتبطة بمتلازمة أعراض حرب الخليج"

The Unify Coalition "لقاحـات تجريبيـة / المـواد المسـاعدة / سكوالين"

Health Freedom Alliance اقرأ إلـى البنـد رقـم ١٢٢ ، فإنــه يعودإلى اللغة الإنجليزية نصف صفحة لأسفل!

Rense هذا التقرير الممتاز عن متلازمة حرب الخليج و مرض التوحد ، لمستشار و جراح المخ و الأعصاب الأمريكي الشهير الدكتور بلايلوك .

الفصل السابع

الاعشاب التي ترفع المناعة CD4

وخلايا المناعة البيضاء WBC

الاعشاب التي ترفع المناعة CD4 وخلايا المناعة البيضاء WBC

ذكرت موسوعة ويكبيديا ما يأتي:

خلايا الدم البيضاء هي خلايا مناعة ومقاومة تدفع عـن الجسـم انـواع الاعتداءات والالتهابات ضد الامراض والاجسام الغريبة.

وعدد من هذه الخلايا مؤشر على مناعة الجسم وان كان اصيب بمرض او لا، ويتراوح عددها بين 10^9 x (4-11) خلية في اللتر الواحد من الدم.

وتقوم هذه الخلايا البيضاء بتنظيم مناعة الجسم وتحديد الاجسام الغريبة الداخلة اليه ومن ثم مقاومتها. وعملها اساس الحياة لاننا محاطون مـن بـين ايدينا وخلفنا باعداد هائلة من البكتيريا والفيروسات والجراثيم التي ربما تقتلنـا ان لم يكن خلق الله سبحانه فينا خلايا الدم البيضاء وهذا هو دورها.

اما CD4 خلايا المناعة المستقبلة فتحسب بعددها لكل ملم من الدم وهي تستعمل لقياس مناعة الجسم، فالمريض الذي وصلت اعداد CD4 لديه تحـت ٢٠٠/ ملم من الدم يحتاج ان يعالج فوراً، وعلى سبيل المثال مرضى نقـص المناعة المكتسبة (الايدز) يتم علاجهم حتى يصبح العدد لديهم في حده الادنـى اعلى من ٥٠٠.

ولزيادة مناعة الجسم واعداد الخلايا البيضاء و CD4 نستعرض هنا الاعشاب الطبيعية التي تساعد في ذلك :

الاعشاب التي تساعد في زيادة خلايا الدم البيضاء:

المرة:

وهي كما اشارت البحوث العلمية تزيد اعداد الخلايا البيضاء .

الباربري (الخاتم الذهبي): له نشاط كبير ضد خلايا السرطان بقتلها، كما تزيد في اعداد الخلايا البيضاء.

فوائد الخاتم الذهبي الصحية

تسوق هذه النبتة كترياق ومضاد حيوي، وتجمع عادة مع اختها الايكاناسيا لتقوية جهاز المناعة، وفي الطب الشعبي الامريكي تستعمل كمطهر ومعقم لعلاج عدد من الامراض الجلدية، والعيون والالتهابات المختلفة.

وتستعمل كذلك غسولاً للفم مطهراً ومعالجاً لتقرحات الفم، والاصابات الجلدية، وكواق مخاطي زيادة ونقصاً حسب حاجة الجسم.

الايكاناسيا:

تزيد في عدد خلايا الدم البيضاء عند نقصها.

الجنسنج:

وقد اثبتت الدراسات ان لجذور الجنسنخ قوة كبيرة على جهاز المناعة من حيث تقويته، وقد استطاع باحثون استخلاص بعض المواد الفعالة التي تقضي على خلايا السرطان في الجسم خلال اقل من ٤ اسابيع.

الاستراجالوس: ويزيد في النسبة CD4/CD8 والتي يقاس بها جهاز المناعة في الجسم.

الفلفل الاحمر والخل:

وهما معروفان بزيادة الخلايا البيضاء CD4و CD8 .

الاعشاب التي تزيد في اعداد CD4 :

خلاصة الجوز الاسود

الافسنتين

القرنفل

الحامض الاميني الارجنين

خلاصة عرق السوس

الميلاتونين

حامض الفا ليبوك

استيل كارنتين

الشاي الاخضر

بذر العنب

ورق الزيتون

بذور الجريب الفروت

بذور القرع

فطر او مشروم ريشي

فطر او مشروم اجاريكوس البرازيلي

فطر او مشروم شايتيك

كاربونات الليثيوم: وهي تزيد الخلايا البيضاء ايضا ومهدئ للاعصاب

جذور الارقيطون: وهي منقية للدم ايضا ورافعة للمناعة ضد البرد والانفلونزا.

فاكهة العناب

فاكهة اللاتيشي: وهي متواجدة في الهملايا وبعض دول شرق آسيا، وتزيد في الذاكرة والمناعة والقوة البدنية والجنسية.

الكركم: وهو من اعظم الاغذية في المطبخ التي تقوي جهاز المناعة وتقاوم انواع السرطان وجميع الامراض الجلدية.

خل التفاح

الكولستروم يزيد اعداد CD4 كما في تقارير علمية

الليمون بقشره مع زيت الزيتون

نبات الاندروجرافيس، وقد سبق الحديث عنه بالتفصيل، وهو يرفع CD4 لدى مرضى الايدز بشكل كبير.

المواد السيترولية: المستخلصة من بعض النباتات كـالقريص وغيره وهي ترفع CD4 بشكل انتقالي، كما توجد في عدد من النباتات **كبلح البالميتو، وبذور القرع،** ومخلب الشيطان، الجنكو وانواع **الجنسنغ.**

النيم: وقد سبق الحديث عن هذه الشجرة العجيبة من قبل، وهي مشهورة في الهند وافريقيا.

الصّبار: يقوي المناعة بشكل كبير ويستعمل لمقاومة السرطان

السيلينيوم: مضاد للاكسدة ويستعمل في علاج التهاب الكبد الوبائي والسرطان والايدز وكلها امراض مناعية، وهو يزيد المناعة في كل الاحوال .

الزنك: معدن نفيس للصحة ويعادل بـ ٣٠٠ انزيم ويلعب دوراً مهماً في عدد كبير من العمليات البيولوجية، وهو ينظم خلايا المناعة وCD4 ، والخلايا الطبيعية القاتلة NK والانترولوكين.

إضافة إلى ذلك يملك الزنك قوة مضادة هائلة ضد الفيروسات وهو ضرورة لإنضاج الحيوانات المنوية وتطورها الطبيعي.

كما يدخل في عمليات الأحساس في الذوق والرائحة والنظر وينظم إنطلاق فيتامين A المخزن في الكبد.

ومن خلال الغدد الصماء ينظم الزنك عمل الأنسولين وينظم عملية تحويل هرمونات الغدد الدرقية الثيروكسيني إلى ترايأبدو فايرونين.

وبناء على بعض أدلة البحث العلمي فإن الزنك له دور مهم وفاعل في تغذية الأطفال وهي الشباب والتهابات الجلد، وقرحة المعدة وتقرحات الأقدام والعقم وله سمعة عالية في مقاومة جميع أنواع البرد والانفلونزا.

وبذلك يظهر أن الزنك عامل مهم في جميع عمليات المناعة لأي جسم من الأجسام.

من هنا تظهر اهمية ضرورة استعماله في حالات انفلونزا الخنازير

الفصل الثامن

القوة الشفائية للجنس

لتقوية جهاز المناعة

القوة الشفائية للجنس لتقوية جهاز المناعة

ليس تقوية الجنس من أهم المواضيع التي تتعلق بالعلاقات الرومانسية الناجحة فحسب، بل يمثل الجنس قوة شفائية هائلة، ففي دراسة أعلن عنها مؤخراً تبين ان العلاقات الجنسية الشرعية المنتظمة يعيش أصحابها حياة أفضل وأطول من غيرهم!!

وهذا يثبت ان الجنس لا يمنح المتعة فقط، لكنه علاج فعال ضد سلسلة من الأمراض تبدأ من القلب والسمنة المفرطة والاكتئاب إلى أمراض الجلد، والتوتر العصبي، بل حتى السرطان!!

حل مشكلة القلق والتوتر عن طريق الجنس:

تبين عدد من الدراسات العلمية الحديثة ان الجنس يقلل كثيرا من مستويات التوتر العصبي والقلق النفسي العالية إلى أدنى مستوى بحيث يعيش الإنسان حياة أطول واهنأ وأجمل!! والذين يمارسون الجنس بشكل منتظم تكون لديهم سرعة استجابة كبيرة في التعامل مع منغصات الحياة اليومية ومؤثراتها المسببة للتوتر ويعيشون نظام حياة أفضل بكثير من غيرهم.

ومن الفوائد الكبيرة للجنس **خفضه لضغط الدم المرتفع والتوتر الشرياني حسب ما أعلنه باحثون من سكوتلاندا** الذين نشروا نتائج دراستهم في المجلة النفسية البيولوجية. فقد درسوا حالات ٢٤ امرأة و ٢٢ رجلاً ممن يحتفظ الباحثون بسجلاتهم الطبية والجنسية وعمد الباحثون إلى تعريضهم إلى مواقف تسبب التوتر كالكلام في العامة، وعمل حسابات شفوية مفاجئة، ومن ثم قياس

ضغط الدم في مختلف المواقف.

وفي دراسة مستقلة أخرى تبين ان تقبيل الرجل لزوجته بدون منغصات تخفض الضغط حوالي ١٥ في المئة.

وفي دراسة ثالثة مستقلة تبين ان ممارسة الجنس المنتظم مع زوجة هنية تخفض ضغط الدم بنحو ٢٠ بالمئة!!

من هنا نتعلم الحكمة من قوله تعالى " ومن اياته ان خلق لكم من أنفسكم ازواجاً لتسكنوا إليها وجعل بينكم مودة ورحمة".

الجنس لزيادة المناعة

إن الصحة الجنسية الجيدة ربما تعني صحة بدنية أفضل. فقد ثبت ان ممارسة الجنس مع زوجة هنية مرة أو مرتين اسبوعياً له علاقة مباشرة برفع الأجسام المضادة المتعلقة بالمناعة والمسماة IgA والتي تحميك من الإصابة بالبرد والإصابات الأخرى. وقد اخذ العلماء الباحثون في جامعة ويليكس في بنسلفانيا بالولايات المتحدة عينات من لعاب ١١٢ فرداً أجريت عليهم الدراسة وهم ممن يمارسون الجنس بشكل منتظم، فتبين ان الأجسام المناعية المضادة لديهم هي الأعلى من بين ٣٦ مجموعات ؛ الأولى لا تمارس الجنس، والثانية تمارس مرة أو اقل في الأسبوع ، والثالثة تمارس حسب الظروف.

بات من المؤكد ان الجنس يقوي جهاز المناعة، ويمنع الإصابة بالبرد وكل أنواع الأنفلونزا بما في ذلك أنفلونزا الخنازير!!

والسبب الرئيس هو ما ذكرناه انفاً إن ممارسة الجنس بطريقة منتظمة

يزيد في عدد الأجسام المناعية المضادة من نوع IgA ولهذا عدّ خبراء صحة اميركيون الجنس احد أهم الوسائل لمقاومة نزلات بـرد الشـتاء وفيروسـات الأنفلونزا. وقد أشارت دراسة قاموا بها إن من لم يمارس الجنس بشكل منتظم فليتوقع إن ياتيه الفيروس من كل مكان، وسيتعرض إلى لأواء أنـواع البـرد والأنفلونزا.

أما بروفسور كارل كارنتسيكي فقد أكد ان ممارسة الجنس مـرتين فـي الأسبوع هي أفضل علاج لمنع الإصابة بأنواع البرد المختلفة!!

ويتابع الدكتور كارل قائلاً" لقد وجدنا ان الأفراد الذين يمارسون الجنس مرة أو مرتين اسبوعياً وبشكل منتظم يملكون قدراً كبيراً من الأجسام المضادة المناعية مقارنة بمن لا يمارسون الجنس!!

إحراق السعرات الحرارية بالجنس

يعد الجنس أحسن أنواع التمارين الرياضية

أما من حيث البحث العلمي فان ٣٠ دقيقة من ممارسة الجنس تؤدي إلى حرق ٨٥ كالوري كما ان ممارسة واحدة للجنس تعادل ٢٠ ضربة سباحة، وتقوي عضلات الجسم، وتحسن عملية تدفق الأكسجين إلى كل أجزاء الجسـم وبالحساب الرياضي البسيط فإذا كانت ممارسة الجنس لــ ٣٠ دقيقة تحرق ٨٥ كالوري، فان ٤٢ ممارسة تحرق ٣٥٧٠ كالوري، أي أكثر من باوند واحد من الوزن، وبمضاعفة هذه الرقم يمكن حرق باوند في ٢١ جلسة جنسية ، طـول منها ساعة واحدة!!

وتقول الدكتورة باتي بريتون من لوس انجلوس وهي متخصصة في علوم الجنس ورئيسة الاتحاد الامريكي لتعليم ثقافة الجنس والعلاج ، ان الجنس يقوم بكل هذا لأنه يستهلك جهداً من ناحية فيزيائية وأخرى نفسية.

الجنس يطرد الاكتئاب

يعد الجنس واحداً من أهم الوسائل المهدئة التي تعالج الاكتئاب للحالات المتوسطة، وذلك بسبب انك عندما تمارس الجنس فان الهرمونات السعيدة (الاندورفينسير) تنطلق من عقالها والتي تعطيك شعورا بالسعادة والهناء!!

وتشير الدراسات العلمية الى ان الجنس اقوى ١٠ مرات من الفاليوم كمهدئ للأعصاب عندما يتعلق الأمر بعلاج الاكتئاب، إضافة إلى إن الجنس ليس له أي تأثير سلبي واحد!!

إن ممارسة الجنس يساعدك كثيراً على نوم هادئ ويحل مشكلة القلق واضطراب النوم!!

إن مركبا مهماً يتكون وينطلق عند ممارسة الجنس واسمه اوكسيتوسينس وهذا المركب هو الذي يساعد على النوم الهادئ.

ويعد الجنس عاملاً مهماً في تهدئة النفس، وتخفيض التوتر من كل عضلة من عضلات الجسم!! لذلك يجعلك تغرق في نوم هادئ بسرعة بالغة (والمتزوجون يعرفون هذا جيداً) وهو اسلم بمئات المرات من حبوب الأدوية الكيميائية التي تسبب اضراراً جانبية لا حصر لها.

إن الاوكسيتوسينس ينطلق عند الوصول إلى ذروة النشوة الجنسية لتقع

بعد ذلك في أحضان النوم كما تشير البحوث العلمية.

ومن المعلوم ان الحصول على قسط كافٍ من النوم الهادئ مرتبط بعـدد من الأمور الايجابية الأخرى كالوزن وضغط الدم.

الجنس يحسن صحة القلب

كان لدى بعض القبائل والشعوب فيما مضى مفهـوم شـائع خـاطئ ان الجهد المبذول في ممارسة الجنس يؤدي إلى جلطة دماغية، لكن العكس هـو الصحيح، كما ورد في تقرير لباحثين من بريطانيا !! فكمـا ورد فـي مجلـة الصحة العامة والاوبئة وجد علماء متخصصون ان تكرار عملية الجنس ليست مرتبطة بالجلطة الدماغية في دراسة أجريت على ٩١٤ رجلاً لمـدة عشـرين عاماً. بل إن صحة القلب تحسنت كثيراً من جراء ممارسة الجنس. كما وجـد الباحثون ان ممارسة الجنس مرة أو مرتين اسبوعياً وبانتظام خفضت مخـاطر الجلطات القلبية القاتلة بنسبة ٥٠ في المئة للرجال مقارنة بمن يمارس الجنـس مرة أو اقل في الأسبوع!!

الجنس يزيد احترام الذات

إن زيادة احترام الذات وتقديرها واحد من بين ٢٣٧ سبباً تجعل النـاس يرغبون في الجنس، كما أشار باحثون من جامعة تكساس في دراسة نشـرت في مجلة ملفات السلوك الجنسي.

" هذا الاكتشاف معقول ومقبول " للدكتورة جينا اوغدن، وهي متخصصة في علوم الجنس والمعالجة به في جامعة كامبردج في الولايات المتحدة .

وأضافت إن الذين يشعرون باحترام الذات ذكروا لها أنهـم يمارسون الجنس لزيادة الشعور بالتحسن واحترام الذات. وذكرت لموقـع طبـي علـى الانترنت إن ممارسة الجنس الرائع تبدأ بالشعور بالذات ثم تزيدها وتنميها، اذ الجنس حب متبادل مع الآخرين (الأزواج).

الجنس يحسن المودة والمؤانسة

امن ممارسة الجنس والوصول إلى ذروة المتعة يزيد مستويات هورمون الاوكسيتوسين، وهرمون الحب هو الذي يساعدنا على بناء جسـور المـودة والثقة المتبادلة مع الأزواج. لقد قام باحثون من جامعتي بتسبـرغ وكارولينـا الشمالية بدراسة ٥٩ حالة لنساء قبل وصولهن سن اليأس عـن الفـرق فـي الشعور بالمودة والحب قبل الجنس وبعده فتبين ان هرمون الحـب زاد عنـد الجميع بلا استثناء!!

إن هرمون الحب يجعلنا نشعر وباستمرار بالحميمية والود، كمـا يقـول بريتون- إن مستويات هرمون الحب العالية لها ارتباط وثيق بزيادة الكرم لدى الإنسان، فاذا شعرت انك كريم بشكل مفاجئ تجاه شريكة حياتـك فعليـك ان تشكر الله عز وجل الذي منحك هرمون الحب وزادك فيه بسطة.

الجنس يخفف الاورام

حيث يزداد هرمون الحب، فان مادة الاندورفين تزداد، مما يخفف الألـم ولذا اذا زال عنك الصراع، والالام الروماتويد، وهجمات سـن اليـأس بعـد ممارسة الجنس فاعلم إن مستويات هرمون الحب قد ازدادت لديك وفي دراسة نشرتها مجلة البيولوجيا والطب التجريبي عـن ٤٨ متطوعـاً استنشقوا رذاذ

هرمون الحب، وضعوا أياديهم وأصابعهم على مكان الألم الذي كانوا يعانون منه فوجدوا انه نقص إلى أكثر من النصف .

الجنس يقلل مخاطر سرطان البروستات

إن قذف الحيوانات المنوية المتكررة والمنتظمة تقلل مخاطر الإصابة بسرطان البروستات في وقت لاحق من الحياة، كما أشار باحثون استراليون في دراسة أجريت على ٢٠ رجلاً ونشرت في المجلة البريطانية الدولية للمسالك البولية فعندما تمت مقابلة الرجال المصابين بسرطان البروستات وغير المصابين، وجدوا ان لا علاقة بسرطان البروستات وعدد الزوجات في سني العمر المختلفة، لكنهم وجدوا ان الرجال الذين كانوا يقذفون ٥ مرات أو أكثر في الأسبوع في سن العشرين قلت لديهم مخاطر الإصابة بسرطان البروستات إلى الثلث!!

وفي دراسة أخرى نشرتها مجلة الاتحاد الطبي الأمريكي، تبين ان قذف الحيوانات المنوية ٢١ مرة أو أكثر في الشهر له ارتباط وثيق بندرة الإصابة بسرطان البروستات في الرجال الكبار في السن، مقارنة بالرجال الذين كانوا يقذفون ٤-٧ مرات شهرياً.

الجنس يقوي عظام الحوض لدى النساء

إن النساء اللواتي يمارسن رياضة الكيجيل لتقوية عظام الحوض ، قد تبين انهن يجنين عدداً من الفوائد عند ممارستهن الجنس أثناء ذلك ولذلك فأنت تشعر بالمتعة وتقوية عظام الخوض الضرورية لحمايتك من مشكلة التبول اللاإرادي لاحقاً.

الجنس يحسن الدورة الدموية ويقوي الذاكرة

إن حث الدماغ يحسن الذاكرة ويقويها ويقي من احتمال تعرضها للفقدان، وحتى في سن متأخر فان الدماغ يمكنه زيادة عدد الخيوط العصبية، وعملية حث الدماغ يزيدها ممارسة الجنس بشكل منتظم اذ هو الذي يحسن الدورة الدموية والتي بدورها تحسن الذاكرة وتقويها.

ولان الجنس يحسن الدورة الدموية ووصولها للأطراف البعيدة مثل الدماغ، فان التحسن في الدورة الدموية يقلل من الإصابة بغرغرينا السكري ايضاً، ويمنع تنميل القدمين.

وقد اجريت في عيادة خاصة تجارب على عدد من المتطوعين عن تأثير التقبيل والجماع ،فكانت النتائج تشير بالإجماع على تحسين في مستوى الضغط، والتوتر العصبي بنسبة تصل إلى ٢٠ في المئة وقد قمت بنفسي بالتجربة على مستوى ضغط الدم الذي كان مرتفعا، إضافة إلى استعمالي منتجنا PRESS OIL الطبيعي فتغير الضغط لدي من ١٩٠/١٠٥ إلى حوالي ١٢٠/٨٠ منذ عام ٢٠٠٨.

الفصل التاسع

تأثير الحموضة والقلوية في انفلونزا الخنازير

تأثير الحموضة والقلوية في انفلونزا الخنازير

يعلم كثير من الناس ان تناول الأطعمة الصحية يجعلهم في وضع صحي جيد ويمنحهم مقاومة لأنواع فيروسات الأنفلونزا، غير ان اغلبهم لا يعلم عـن التوازن القلوي والحامضي في الأطعمة والاشربة، الذي اذا اختل سيسبب لهـم عددا من الأمراض ومع زيادة أعداد المصابين بانفلونزا الخنازير عل مسـتوى العالم تريد ان تتعلم وبسرعة كيف تحمي نفسك وأسرتك من الأخطار المحتملة القادمة.

الخطوات المطلوبة لتكون أكثر صحة وأمانا مع التوازن الحامضـي – القلوي

الخطوة الأولى: تعلم ماذا يعني المقياس الهيدروجيني pH وما هي أهمية هذا المقياس الذي يتراوح بين ١ و ١٤ ويقف الرقم الهيدروجيني ٧ في وسطه معلنا التوازن بين الحامضي والقلوي أما الأرقام من ١ إلى ٧ فتعني الأطعمـة الحامضية والأرقام بين ٧ و ١٤ تعني القلوية.

ويفضل ان تكون السوائل في أجسامنا في المعدل ٧،٤ أي ضعيفة القلوية وعند هذه القيمة يكون معدل الأكسجين أعلى من معدل الهيدروجين فتتم عملية التمثيل الغذائي في الجسم على أفضل وجه.

يمكنك فحص التوازن لديك بالاستعمال شريط pH متوفر في الصيدليات وبقياس كل من البول واللعاب الهيدروجيني فتقارنه مـع الجـداول القياسـية

لتعرف أين تقف وبناء عليه يمكنك تعديل أنواع طعامك حتى يحدث التوازن الحامضي القلوي المطلوب.

الخطوة الثانية : تعد الخضار غامقة اللون من أشهر الأغذية القلوية كما هو الحال بالنسبة لليمون والبطيخ ومن اجل عمل توازن مناسب لك عليك الاطلاع على جداول الأطعمة المختلفة من حيث درجة قلويتها أو حموضتها لتبرمج لنفسك ماذا تأكل وماذا تشرب ولمعرفة التفاصيل ابحث في محركات البحث في الانترنت عن جداول التوازن القلوي الحامضي (alkaline – acid food chanrts).

ومن المستحسن ان تبقى قلويا في حالات الأنفلونزا فتشرب ماء أو عصير ليمون ممزوجا بمعلقة من بيكربونات الصيوديوم (بودرة الكيك) وتشرب منها ٣ مرات يوميا لتقضي على أنواع الأنفلونزا المختلفة ومنها أنفلونزا الخنازير.

أمثلة على الأطعمة والاشربة القلوية:

- **فيتامين سي:** وهو مشهور برفع المناعة ويمكننا تناول غرام واحد منه بشكل منتظم عند وجود أي نوع من البرد أو الأنفلونزا.

وعند تناولك فيتامين سي من النوع الفوار مع ملعقة كركم في كأس من الماء فانك تمنع عن نفسك البرد والأنفلونزا معا.

- **الزنك:** يستعمل عادة لرفع المناعة ضد فيروسات البرد والأنفلونزا

- **فيتامين أ:** يحمي الأنسجة المخاطية ويمنع التهاب ولا يستحسن تناوله مع فيتامينات أخرى متعددة ويمكنك تناول الأغذية الغنية بهذا الفيتامين مثــل الجزر والسبانخ والفلفل الأحمر والبطاطا الحلوة.

- **الكالسيوم:** إن تناول كمية كافية منه مع الطعام يساعد على رفع المناعــة وزيادة القلوية للجسم- إن الفيروسات والبكتيريا بأنواعها تنشط في الجو الحامضي وتموت في الجو القلوي فكــن قلويــا لإضــعاف الفيروســات والبكتيريا وينصح بتناول ١٥٠٠ ملغم من الكالسيوم يوميا ويجب تناولــه مع فيتامين دي لزيادة **الامتصاص ويمكنك تناول حليب اللوز بمقدار كأس يوميا لتلبية حاجة الجسم القلوية ضد الفيروسات والبكتيريا ومن الأغذية** المقوية لجهاز المناعة ضد الأنفلونزا: الثوم، والتفاح، وقد قيل **(تفاحة في اليوم تبعد عنك البرد والأنفلونزا دوم)** . !!

الفصل العاشر

بروتوكول بروفسور منصور
للوقاية والشفاء من أنفلونزا الخنازير

بروتوكول بروفسور منصور
للوقاية والشفاء من أنفلونزا الخنازير

تعريف:

يعد أنفلونزا الخنازير نوعا من أنواع الفيروسات التي تصيب الممرات التنفسية، وينتشر بالعطاس والكحة، ويسبب صداعا وحمى وضعفا في المفاصل وانحطاطا في الجسم.

أغذية وتراكيب طبيعية لمقاومة المرض:

من التراكيب الفعالة: فلوتيك FLU TECH كشاي أو كبسولات

فعالية هذه التركيبة: تتعامل هذه التركيبة مع المــرض وأسبابه وأعراضــه المختلفة بكفاءة عالية وبدون أية تأثيرات سلبية مطلقا.

أعشاب مفردة: اندروجرافيس (نبتة هندية)، عكبر النحــل، الفلفـل الأحمــر، ايكانيسيا، البرسيم الأحمر، أوراق توت العليق، نبتة الشابرال، الورد القاني المثمــر، الثوم، العسل، راوند تركي، خاتم الذهب، ورق الزيتون، أوراق المستكة، البيلسان.

شاي أعشاب: شاي الشعيرة الهندية، شاي اليانسون، شاي زهر البنفسج، شاي لحاء الكرز، شاي ورق توت العليق.

الفيتامينات: فيتامين د٣، فيتامين سي، فيتامين بي المركب.

الأحماض الامينية: اللايسين LYSINE له تأثير مباشر فــي جميــع أنــواع الفيروسات.

المعادن: الزنك، ومجموعة المعادن المشتركة.

المشروبات: حليب الناقة، مشروب المومياء، عصير الليمون بالنعناع وشراب السوس.

الأغذية الصحية المساعدة: العسل، فاكهة أملا الهندية، الصبار، مشمش أو تفاح مامي، المشمش، الكرز، الحمضيات، البروكلي، الجزر، الخضار الورقية، فاكهة الشعيرة الهندية، المستكة.

يتكون الدواء الكيميائي التاميفلو Tamiflu المستعمل لأنفلونزا الطيور، الذي يستعمل حاليا لأنفلونزا الخنازير من المادة الفعالة **حامض الشيكيميك** والموجودة في زهر اليانسون وغيره من النباتات والفواكه والأعشاب، كما سيأتي تفصيل بذلك لاحقا.

النباتات المحتوية على حامض الشيكيميك

نسرد هنا قائمة بالنباتات والأعشاب والفواكه المحتوية على هذا الحامض حسب تركيزه فيها:

أولا أوراق فواكه مامي:

وهي فاكهة استوائية تتواجد بكثرة في أمريكا الوسطى والجنوبية وفلوريدا، وتباع كعصير في بورتوريكو، وكبوظة في فلوريدا وبروتوريكو.

يحتوي ورق هذه الفاكهة على كمية ٧٠٠.٠٠٠ جزء بالمليون أي ٠.٧ من حامض الشيكيميك المكون الفعال الأساس في دواء التاميفلو.

وتمتلك أوراق هذه الفاكهة صفات قوية كمضادة للبكتيريا والفيروسات والأكسدة، ومن الجيد ان نعلم أن شجرة مامي دائمة الخضرة كالزيتون.

وفي سانت دومينو، يستعمل زيت بذور فاكهة مامي كعلاج خارق لأمـراض الجلد المختلفة كما يستعمل لتساقط الشعر، وكقطرة للعيون والأذن، كما تستعمل البذور في غسيل العيون في كوبا.

وفي المكسيك تستعمل البذور كعلاج فعال للقلب وحصى الكلى والروماتيزم. كما يستعمل أيضا ضد الصرع (بينما يسبب دواء تاميفلو حالة من الهلوسة التي تدفع بمتناوله ان يرمي بنفسه من أي طابق في عمارة يعيش فيها)، كما تعد البذور مـادة مساعدة على الهضم، وزيتها كمدر طبيعي فعال، وفي كوستاريكا يستعمل شاي اللحاء والأوراق لتصلب الشرايين وضغط الدم المرتفع. <u>**لذا يعد الشاي المصنوع من أوراق مامي علاجا طبيعيا فعالا لعدد من الأوراق إضافة إلى أنفلونزا الخنازير.**</u>

فاكهة الشعيرة الهندية

يصنع منها مع الماء عجينة مضادة للالتهابات والتشنـج العضلـي، وتملـك مواصفات ذات تأثير كبير للجروح والقروح.

كما يستعمل مغلي الأوراق كمطهر ومعقم بعد عمليات الجراحة للإسراع بعملة التئام الجروح.

كما تستعمل بفعالية خاصة للبواسير، وكمطهر للفم المصاب بالتقرحات وللحلق المقترح.

الشعيرة الهندية وأمراض البطن:

تشكل الشعيرة الهندية مادة فعالة لفتح الشهية، والمساعدة على الهضم، وتحفيز عمل الكبد، وآلام المعدة، وعاملا مساعدا فعالا جدا للقولون التقرحي، وكانت مريضة من هولندا جاءتني تعاني من القولون التقرحي والإسهال المرافق، فأعطاها الأطبـاء

دواء **سالازبورين** فأصيبت بفشل كلوي؟؟ وعندما تناولت الشعيرة الهندية تخلصت من القولون التقرحي، ثم تناولت الكبسولات الطبيعية **رينوتيك** فتجنبت غسيل الكلى.. وكانت أخوات ثلاث استعملن الشعيرة الهندية للقولون التقرحي، تم شفاؤهن منه بإذن الله.

وتساعد الشعيرة الهندية الكبد على التخلص من السموم أيضا عن طريق الأمعاء وقد استعملت الشعيرة الهندية لحالات الإسهال. بشكل ناجح وفعال

وللأشخاص المصابين بالقولون العصبي والغازات في المعدة والأمعاء، ساعدت الشعيرة الهندية على تخليصهم من هذه المشكلة ببساطة ويسر وقد اثبت احد الأحماض المكونة للشعيرة الهندية نتائج ممتازة ضد المغص المعوي.

كما استعملت الشعيرة الهندية كملين طبيعي ومنظف للقولون من السموم.

وبشكل عام توفر الشعيرة الهندية حلا سحريا للمعدة والقولون والطحال والاستسقاء إضافة إلى ذلك يمكن تناولها لفترة طويلة بدون أي تأثير سلبي واحد.

الشعيرة الهندية والجهاز العصبي المركزي:

الشعيرة الهندية مهدئ للأعصاب جيد، كما أنها مقوية للأعصاب، ومعدلة للخلل العصبي، وبالتالي للحواس الخمس.

الشعيرة الهندية للقلب وأوعية الدم:

تساعد الشعيرة الهندية كثيرا في حالات الاضطراب في القلب وأوعية الدم.

الشعيرة الهندية للرئتين ومجاري التنفس:

الشعيرة الهندية علاج فعال لنزلات البرد والتهابات الحلق، والربو القصبي والأزمة الصدرية.

الشعيرة الهندية للجهاز التناسلي والصحة الجنسية:

كون الشعيرة الهندية مضادة للالتهابات فإنها تصلح لالتهابات المهبل لـدى النساء.

الشعيرة الهندية للكلى والمثانة والمسالك البولية:

تعد الشعيرة الهندية عاملا مهما في التخلص من حصى الكلـى، ومشـكلات المسالك البولية، والمثانة.

الشعيرة الهندية لأمراض الجلد:

تساعد الشعيرة الهندية بشكل فعال لحل مشكلات الحساسية الجلدية والارتكاريا.

استعمالات أخرى للشعيرة الهندية:

تعد الشعيرة الهندية عاملا مساعدا في حالات الحمى الحادة، ولذلك فإنها مفيدة لأعراض الحمى التي يصاب بها مريض أنفلونزا الخنازير.

الشعيرة الهندية مضاد للبكتيريا ومضاد للأكسدة:

تشير عدد من الدراسات أن الشعيرة الهندية لها القدرة علـى عـلاج مـرض الهربس بنوعيه، والسرطان بأنواعه، وكمضاد لفيروس فقـدان المناعـة المكتسبة (الايدز)، وكمضاد لبكتيريا ايكولاي E. coli كما أنها عامل مضاد للفطريات.

وبناء على المواصفات الجامعة الرائعة لفاكهة الشعيرة الهندية ولاحتوائهـا على تركيز عال من حامض الشيكيميك (٢٢.٠٠٠ جزء في المليون) فإنها مرشحة لتكون في خط الدفاع الأول ضد أنفلونزا الخنازير كإصابة وكأعراض إضـافة إلـى فوائدها الهائلة على كل محاور الصحة.

أوراق صمغ المستكة:

لصمغ المستكة وأوراقها خصائص ممتازة كمضاد للبكتيريا ومضاد للفيروسات، ويعد صمغ المستكة أقوى سلاح طبيعي في العالم المكافحة بكتيريا H. PYLORI في المعدة والقضاء عليها بدون أية آثار سلبية وهذه البكتيريا مسئولة بشكل مباشر عن قرحة المعدة، وسرطان المعدة والقولون ومعظم أنواع السرطان، والسكري، والذئبة الحمراء والروماتويد وأمراض المناعة الذاتية المختلفة.

تحتوي أوراق المستكة على تركيز (١٨.٠٠٠ جزء في المليون) من حامض الشيكيمك.

ومن الجدير بالذكر أن شجرة المستكة دائمة الخضرة، أي نستطيع الإفادة منها طوال السنة وهي متواجدة في بلدان الشرق الأوسط بشكل عام كسوريا وتركيا واليونان، إضافة إلى بعض بلدان آسيا.

فاكهة الصبر:

يعد الصبر من أجمل أنواع الفاكهة وهو منتشر في أنحاء العالم بأكثر من ٩٧ صنفا، و ١٦٠٠ فصيلة.

وللصبر فوائد صحية لا يمكن حصرها فعلى سبيل المثال:

للسكري:

ما زال البحث جاريا عن سبب انخفاض السكري باستعمال الصبر، هل السبب احتواؤه على مركبات السكر المتعددة والرافع للمناعة والخافض للسكر؟

للدهون والكلوليسترول:

تم إجراء دراستين على الزيت المستخلص من بذور الصبر على الدهون في

الدم لدى جرذان التجارب، فتبين ان هناك ارتفاعا في الكوليسترول الجيد، وانخفاضا في الكوليسترول الكلي لدى الجرذان التي تناولت هذا الزيت مما يدل على تأثير الصبر في الكلوليسترول والدهون.

الالتهابات:

تعود قوة الصبر كمضاد للالتهابات إلى احتوائه على مضاد الالتهابات المعروف بيتا سايتوستيرول. وقد تبين ذلك من خلال تجارب أجريت على جرذان مصابة بالتهابات وانتفاخات.

إن النتائج المخبرية لفحص البروتين التفاعلي CRP، وأعراض جفاف الفم، والالتهابات تنخفض دائما مع تناول الصبر اللذيذ.

القرحة:

يعد الصبر احد أشهر الفواكه التي تمتلك خواص ممتازة لعلاج قرحة المعدة.

مضاد للأكسدة:

كما يعد الصبر مادة مهمة كمضادة للأكسدة.

مدر غير مضر:

دلت التجارب أن تناول فاكهة الصبر ومنقوع أزهاره زادت عملية إدرار البول في فئران التجارب كما هو الحال في الأشخاص الذين أجريت عليهم التجارب ولذا فهو مفيد للبروستات والمثانة والمسالك البولية كمدر آمن وغير مضر.

التأثيرات العصبية للصبر:

دلت التجارب التي أجريت على جرذان التجارب أن الفلافونات المستخلصة من الصبر لها قدرة عجيبة على حماية الجهاز العصبي المركزي.

مضاد للفيروسات:

أجمعت دراسات كثيرة على أن الصبر يملك مواصفات هائلة كمضاد للفيروسات لدى الإنسان والحيوان على حد سواء.

الصبر للجروح:

دلت بعض الدراسات أن السكريات المتعددة المستخلصة من الصبر قد ساعدت كثيرا على سرعة التئام الجروح والقروح في جرذان التجارب.

ومن الجدير بالذكر أن فاكهة الصبر تحتوي (٢٢٠ جـزء بـالمليون) مـن حامض الشيكميمك المادة الفعالة في دواء التاميفلو.

أعظم الأعشاب المضادة للفيروسات وللأنفلونزا:

نسوق هنا أعظم الأعشاب المضادة للفيروسات والأنفلونزا من أنحاء العالم:

أولا: الاندروجرافيس الهندي:

يعد الاندروجرافيس أعظم المضادات للفيروسات على الإطلاق. ونورد هنا بعد قليل تفاصيل مثيرة حول هذه النبتة العجيبة.

ثانيا: فاكهة أملا الهندية:

هذه الفاكهة غنية بفيتامين سي بشكل كبير جدا، ولذا فهـي مقويـة للمناعـة، ومضاد قوي ضد الفيروسات والبكتيريا بأنواعها.

ثالثا: حبة البركة:

وما أدراك ما حبة البركة، حبة البركة أهـم وأقـوى المضـادات للبكتيريـا والفيروسات، والميكروبات والفطريات، والسكري، والدهون، والسـرطان ومـرض نقص المناعة (الايدز)، **وقد بينت دراسة علمية منشورة للدكتور المشهور احمـد القاضي– رحمه الله –في امريكا أن حبة البركة تزيد المناعة، بمقدار ٣٥%.**

ولقراءة المزيد حول الخصائص الطبية والصحية الهائلة التي تتمتع بها حبـة البركة يمكنك الرجوع إلى كتابين نشرتهما في شركة أمازون في أمريكـا يتحـدثان بالتفاصيل عن إمكانية علاج ٢٨ مرضا بحبة البركة.

ولماذا تستغرب وقد وصفها الرسول الأعظم صلوات الله وسلامه عليـه فـي حديث شريف بأنها من شفاء من كل داء إلا الهرم والموت.

خامسا: حليب الإبل:

(انظر التفاصيل لاحقا).

سادسا: شاي حشيشة الهر:

مخفض للحرارة ومساعد على الهضم وهدوء الأعصاب.

سابعا: الفلفل الأحمر:

عندما يضاف إلى عصير البرتقال أو يصنع منه شوربة خضار يستعمل لإزالة الاحتقان في الصدر، والتخلص من المخاط، إضافة إلى علاجه فوق ٣٠ مرضا كما أشارت دراسات الدكتور شولتز في أمريكا والمنشورة في كتبه والمجلات العلمية.

ثامنا: زيت جوز الهند:

عامل قوي مضاد للبكتيريا والفيروسات والميكروبـات والسـكري والـدهون

والسرطان والايدز والنومونيا الصدرية والربو القصبي، كما يزيد زيت جوز الهند المناعة. ومن المعلوم ان خصائص زيت الهند المضادة للبكتيريا والفيروسات والفطريات كانت معروفة لدى الباحثين منذ عام ١٩٦٠ كما تبين دراسات الـدكتورة ماري انيج.

تاسعا: الايكاناسيا:

نبتة من أصل أوروبي معروفة بزيادتها للمناعة ومقاومة الرشح والزكام والبرد والأنفلونزا.

عاشرا: نبات البيلسان:

يمنع الالتهابات بأنواعها، ويقصر فترة الإصابة بأنواع الأنفلونزا.

حادي عشر: الطيون:

معروف منذ القدم بكونه طاردا للبلغم، ومعالجا للازمـة الصـدرية والربـو القصبي، والبرد والأنفلونزا وصعوبة التنفس، وقد استعمله **ضمن تركيبتنـا ازماتيـك ٢٠٠٠ العشبية أكثر من ٤٠٠٠ مريض تخلصوا من الأزمة الصدرية**.

ثاني عشر: الافيدرا:

معروفة بأنها تفتح القنوات التنفسية، وتساعد في حالات ضيق التنفس.

ثالث عشر: الثوم:

الثوم مضاد للبكتيريا ومضاد حيوي يساعد في حالات الالتهابات ويؤكل طازجا أو مجففا في كبسولات.

رابع عشر: الزنجبيل:

إن الشاي المصنوع من نقع الزنجبيل في ماء يغلي لمدة ٢٠ دقيقة يستعمل لترطيب الحلق وإزالة الاحتقان.

خامس عشر: الشاي الأخضر:

الشاي الأخضر مضاد للأكسدة ومضاد للبكتيريا والفيروسات إضافة إلى فوائده الأخرى للسكري والكوليسترول والكبد والسمنة والايدز والسرطان والأمراض الجلدية .

سادس عشر: العسل والقرفة:

تركيبة رائعة لأكثر من عشرين مرضا منها نزلات البرد والزكام والأنفلونزا ولرفع مناعة الجسم، إضافة إلى ان العسل الذي ذكره الله تعالى في الكتاب بأنه شفاء للناس (**فيه شفاء للناس**) مضاد حيوي ومضاد للفيروسات والبكتيريا والفطريات، وهو مهدئ للتوتر العصبي والضغط المرتفع، (وقد نشرت عن ذلك دراسة في مجلة طبية صحية أمريكية قبل نحو ١٥ عاما أشرفت فيها على طالب في الماجستير في الجامعة الأردنية)، كما أضفته إلى تركيبة **كريم متطور للعناية بالقدمين من اجل حل مشكلة غرغرينا القدم السكرية، وقد تجنبت كل الذين استعملوا هذا الكريم تجنبوا بتر القدمين، وقامت شبكة MBC بعمل مقابلة معي ومع المرضى الذين تم شفاؤهم ومع الأطباء المشرفين).**

اما القرفة: فلها فوائد لا تحصى للسكري والكوليسترول وغير ذلك إضافة إلى علاج بكتيريا ايكولاي الزائدة في المعدة.

سابع عشر: الزوفا:

تخلص نبتة الزوفا المريض من الاحتقان وأعراض البرد والزكام والأنفلونزا

بشكل عام، كما أنها تفتح القنوات التنفسية وتساعد في حالات ضيق التنفس.

ثامن عشر: المليسة:

عامل ممتاز كمضاد للبكتيريا والفيروسات، وتستعمل بكثرة في حالات الهربس من النوعين الأول والثاني، وهي مهدئ للأعصاب، وتتمتع بطعم لذيذ جدا مع الشاي أو وحدها كما أن رائحتها ليمونية نفاذة.

تاسع عشر: اللبيد:

طارد للبلغم ومهدئ للحلق ومعالج للازمة الصدرية وضيق التنفس.

عشرون: خلاصة أوراق شجر النيم (الزنزلخت):

تعد شجرة النيم في الهند وأفريقيا نعمـــة كبـــرى لان خصائصـها المضـادة للفيروسات والبكتيريا والفطريات قد جعل من العارفين بها يستعملونها لأكثر من ٣٠ مرضا منها السكري والسرطان والكوليسترول والأمراض الجلدية وادخلوهـا فـي معاجين الأسنان.

واحد وعشرون: خلاصة ورق الزيتون:

ما يقال عن النيم وحبة البركة يقال عن خلاصة ورق الزيتون بـل أكثـر ولا عجب فقد وصفها الرب تبارك وتعالى شجرة الزيتون بأنها شجرة مباركة لا شرقية ولا غربيـــة، وبسبب خصائصـها المضـادة للأكسدة والبكتيريا والفيروسات والفطريات... الخ، فقد استعملناها في تراكيب السكري والكوليسـترول والأنفلونزا والسرطان والايدز ... وأمراض أخرى كثيرة.

الفوائد الصحية لنبتة اندروجرافيس

اندروجرافيس شجيرة صغيرة تتغذى بماء الرطوبة في الظل في بـلاد الهنـد

والصين وبلاد شرق آسيا، ومع أن حجم الشجرة صغير إلا إن الله عز وجل وضـــع فيها تأثيرا هائلا ومذهلا، وتسمى في الغرب بالايكاناسيا الهندية، وهي معروفة لــدى العائلات الهندية بفعلها السحري ضد الرشح والزكام والبرد وأنواع الأنفلونزا وللهضم والتهابات الجهاز التنفسي، والحمى، وبالرغم من ان تاريخ الشجيرة الطبي ممتد لأكثر من ألف عام، إلا أن هناك اكتشافات طبية حديثة بينتها الدراسات العلمية الحديثة، **ففي عام وباء الأنفلونزا التي ضربت الهند عام ١٩١٩ كان الاندروجرافيس يمثل الدرع الواقي الحصين الذي وقف سدا منيعا أمام ذلك الوباء.**

وقد شاع اليوم استعمال الاندروجرافيس في اسكندنافيا وأوروبا لدى عدد كبير من الأطباء وكذلك في أمريكا. ومع ازدياد النشاط في البحث العلمي توصل العلمــاء إلى خصائص جديدة لهذه النبتة لأمراض القلب والسرطان، **وقد استعملتها في تركيبة الايدز فكان لها الأثر الكبير في النتائج السريعة لمرضى فيروس الايدز.**

ويمكن إجمال فوائد الاندروجرافيس في الآتي:

–   للبرد والأنفلونزا والجيوب الأنفية.

–   لمشكلات الهضم.

–   لمشكلات القلب.

–   للسرطان.

–   مع تطبيقات سريرية أخرى.

للاندروجرافيس والمواد الفعالة فيها عدد من التأثيرات المختلفة للأمــراض المختلفة، فمن ناحية تقوي الاندروجرافيس مناعة الجسم، وتمنع الالتهابات، لان فيها

خصائص مضادة للفيروسات والبكتيريا والميكروبات من جهة أخرى، ولذا اكتشف حديثا أنها تقتل خلايا السرطان. كما أن المادة الفعالة فيها اندروجرافولايد تساعد على إيقاف تخثر صفائح الدم وتجلطها والتي قد تؤدي إلى جلطة في القلب.

كيف تعمل الاندروجرافيس؟

للبرد والأنفلونزا و الجيوب الأنفية:

فقد أثبتت الدراسات أن المواد الفعالة فيها تملك خصائص هائلة ضد الفيروسات بأشكالها المختلفة، وتشل حركة الفيروسات من داخلها وتمنع تكاثرها. **وفي الوقت الحالي يتم دراسة المادة الفعالة اندروجرافولايد كمضادة للفيروسات لأنفلونزا الخنازير، ووباء الايبولا في أفريقيا والايدز.**

كما أن للاندروجرافيس تأثيرا قويا في تنشيط المناعة والأجسام المناعية المضادة في الجسم.

وتشير الدراسات السريرية الطبية أن الاندروجرافيس اثبتت فعالية كبيرة في مقاومة البرد والأنفلونزا والجيوب الأنفية وحمى البحر المتوسط والجهاز التنفسي العلوي. كما اثبت أنها تقلل من خطورة نزلات البرد بأكثر من الضعفين وتمنع الأنفلونزا ومضاعفاتها.

الاندروجرافيس للالتهابات:

يوجد في الاندروجرافيس مواد فلافونية لها خصائص قوية ضد أنواع الالتهابات وقد بينت الدراسات أن بروتينات الالتهابات بأنواعها بما فيها COX-2 قد تقلصت وانخفضت باستعمال الاندروجرافيس.

الاندروجرافيس للسرطان:

في دراسة مخبرية أثبتت المادة الفعالة اندروجرافولايد بأنها تحفز خلايا المناعة بكل مستوياتها وتنشطها كما تزيد من عدد الخلايا القاتلة للسرطان NK وخلايا TNF وغيرها.

فوائد حليب الإبل الصحية:

حليب الإبل الطعام المتفوق:

وهو أكثر ملوحة من أنواع الحليب الأخرى، يشرب بكثرة في بـلاد العـرب وبعض بلاد المسلمين على شكل حليب طازج أو حديثا على شكل جبن وغيره. وهو غني جدا بفيتامين بي و سي، **وفيه ١٠ مرات أكثر من الموجود في حليـب البقـر، وهذا يعني بوضوح أهميته لأمراض القلب والسرطان وأمراض المناعة الأخرى.**

ويشبه حليب الإبل في تركيبه حليب الأم أكثربكثير من أنواع الحليب الأخـرى ولذا فهو أفضل بكثير لنا. ويحوي حليب الإبل أجسامنا مناعة مضادة كـالتي تقـاوم السرطان والتهاب الكبد الوبائي والايدز والزهايمر.

وقد استعمل عدد من المرضى الذين راجعوني حليب الإبل بنجاح اما وحده أو ممزوجا ببول الإبل كما ورد في حديث البخاري **عن معالجة تليف الكبـد بألبانهـا (الحليب) وأبوالها،** وبسبب النجاحات التي تحققت باستعمال المزيج **فقد قمت بتجفيف المزيج** ووضعها في كبسولات غذائية سميتها Camel Tech أي تكنولوجيا الإبل، وقد استعملها كثيرون **لتليف الكبد** (الذي ليس له علاج) **والسرطان والتهاب الكبـد الوبائي بي و سي، وللايدز** وأمراض مناعة أخرى، كما استعملها مرضى آخـرون **للسكري والضعف الجنسي وكانت النتائج مذهلة،** كما استعملها آخرون للصـدفية والاكزيما والأزمة الصدرية والنومونيا الصدرية والبرد

ومن المتوقع أن يصبح حليب الإبل الطعام المتفوق المفضل في الغرب، وقد دعت الأمم المتحدة لبياع الحليب في دول الغرب كما هو الحال في الشرق.

هل يصبح حليب الإبل أنسولين المستقبل؟

يوجد في الحليب بروتين يشبه الأنسولين كما يوجد مواد أخرى محفزة للمناعة وهناك حقيقة تقول انه لا يتخثر في الجو الحامضي كالمعدة مثلا يجعل من السهل امتصاصه في الأمعاء، وربما تعود الخصائص المخفضة للسكر في حليب الإبل لأنها تتغذى على أعشاب ونباتات صحراوية وطبية مختلفة، ففي الصومال وكينيا يستعمله الناس لعلاج السكر وضبط مستوياته.

هل يصبح حليب الإبل فياجرا المستقبل؟

يقول المزارع الهندي فيمارام جات بأنه أنجب ولدا في سن ٨٨ بعد استعماله ٢-٣ لتر من حليب الإبل يوميا، كما انه يقوم بممارسة الجنس يوميا ويخطط أن يبقى كذلك حتى يموت.

حليب الإبل للتجميل:

يعد حليب الإبل مصدرا لأهم المواد الفعالة المطلوبة في صناعة مواد الجميل ألفا هيدروكسي الذي له دور السحر في مقاومة التجاعيد وإعادة الجلد إلى شبابه، **وقد استعملنا حليب الإبل في منتجات التجميل التي ننتجها فكان تأثيره عجيبا إذ يعيد الشباب إلى وجوه النساء والرجال بمقدار ٥ سنوات كل مرة، كما انه يبيض الوجه والجلد ويزيل التجاعيد انظر في مواقعنا على الانترنت:**

www. magic perfume. net

www. irisdeadsea. com

إن منتجات حليب الإبل قد غزت الأسواق الشرق أوسطية وبخاصة دول الخليج، فهي تباع على الرفوف مع بقية أنواع الحليب.

كما قامت شركة ألبان فرنسية بشراء إنتاج موريتانيا من حليب الإبل لفترة طويلة قادمة لإنتاج الحليب واللبن والجبن والبوظة والشوكولاته لتباع بأسعار مضاعفة لأنها مشتقة من حليب الإبل.

فهل لك عزيزي القارئ أن تجرب حليب الإبل؟؟؟

فأنا اشتريه لأحفادي الآن بنكهة الشوكولاته والفراولة والموز ليعتادوا عليه ويبنوا مناعة خاصة ليكونوا كأجدادهم الأوائل؟؟؟

أفضل الأعشاب لتخفيض الحرارة:

أولا: الافسنتين:

وهو عشب سنوي ينبت في آسيا، ويستعمل منذ قرون لعلاج الحرارة والملاريا، كما انه معروف ومستعمل في أفريقيا أيضا، وفي أماكن أخرى.

وللافسنتين فوائد صحية أخرى فهو يستعمل للبرد والأنفلونزا والمغص والصداع ومعالجة الدود في الأمعاء إضافة إلى انه مقاوم للعث والحشرات.

ثانيا: شاي البنفسج:

يعد البنفسج من أقوى أنواع الأعشاب الخافضة للحرارة والحمى وقد استعملناه بنجاح منقطع النظير منذ ١٥ عاما لأغراض خفض الحرارة المصاحبة لكل أنواع الأنفلونزا.

الزيوت العطرية لأنفلونزا الخنازير:

استعمل بعض الناس الزيوت العطرية كنقاط مـن الاوكاليبتوس والنعنـاع (كالزيوت الموجودة في تركيبتا Relax U) كدهون على الصدر لإزالـة الاحتقـان، وحل مشكلة ضيق النفس.

ومن الزيوت المهمة في هذا **الشأن زيت لبان الدكر العماني** الذي يستعمل على الصدر للبرد والأنفلونزا وللالتهابات وضيق النفس كما أن هناك زيوتا عطرية خاصة ترفع المناعة، وعلى سبيل المثال التركيبة العطرية التالية:

٣ نقاط من زيت اللافندر .

٣ نقاط من زيت الليمون.

نقطتان من زيت الاوكاليبتوس.

اونصة من زيت اللوز .

يدهن بها الجسم والصدر يوميا لمنع كافة أنواع البرد والأنفلونزا.

وهناك زيوت عطرية أخـرى وغيرهـا كالزنجبيـل والمليسـة والأقحـوان والزعتر..... الخ.

ملخص البروتوكول

بعد العرض السريع للمعلومات المهمة المفصلة عـن الأعشـاب والنباتـات والأغذية الصحية المفيدة للمناعة والأنفلونزا والحرارة يمكننا أن نعرض الآن برنامجا ملخصا جامعا لمقاومة وباء أنفلونزا الخنازير على النحو التالي:

٢٠% أوراق شجر مامي.

٢٠% ورق الاثروجرافيس.

١٠% يانسون.

١٠% عرق السوس.

٥% مليسة.

١٠% نعناع.

٥% حبة البركة.

١٠% افسنتين.

١٠% زهر البنفسج.

يصنع من هذه التركيبة شاي يشرب ٣ مرات يوميا ويحلى بالعسل إضافة إلى عصير مكون عصير الليمون والمليسة والنعناع وفيتامين سي فورا مع قليل من بودرة بايكربونات الصوديوم وبروبوليس النحل. اضافة الى شرب حليب الابل باستمرار

ملحوظة مهمة جدا

حيث ان فيروسات جميع انواع الانفلونزا تنتعش في الجو الحامضي وتموت في الجو القلوي فحذار انت واولادك من تناول المشروبات الغازية حيث ان حموضتها اقل من ٣ والطامة الكبرى ان بعض ابنائنا يشربون من اشهر واخطر مشروبين في العالم كميات كبيرة يوميا فيكونون عرضة لاي هجوم فيروسي بشكل دائم اضافة الى ماتسببه هذه المشروبات من هشاشة في العظام!!!!!!!

نبذة عن السيرة الذاتية للمؤلف

الأستاذ الدكتور عوض منصور

١- الرتبة : بروفسور .

٢- تاريخ الميلاد ١٣/٣/١٩٥١.

٣- الحالة الإجتماعية : متزوج وله ٥ اولاد .

الدراسة :

البكالوريوس: في الهندسة الكيميائية من جامعة بغداد ١٩٧٥.

الماجستير : في الهندسة الكيميائية من جامعة تلسا باوكلاهوما – الولايات المتحدة ١٩٧٩.

الدكتوراة : في الهندسة الكيميائية من جامعة تلسا باوكلاهوما – الولايات المتحدة ١٩٨٠.

الوظيفة: بروفسور في قسم الهندسة الكيميائية والصيدلانية بجامعة العلوم والتكنولوجيا الاردنية–ورئيسا للجامعة الامريكية الاوروبية للطب البديل في الخليج ابتداء من العام الدراسي ٢٠١٠ باذن الله

البحوث والكتب المنشورة :

أ- ١٠٠ بحث علمي منشور اً أو تحت النشر في مجلات دولية محكمة ومتخصصة .

ب- ٥٦ كتاباًعلمياً منشوراُ أو تحت النشر معظمها في برمجة الكمبيوتر وتطبيقاته في الهندسة والعلوم ، منها ٣ كتب في الإنجليزية نشرت في امريكا،وسيصدركتاب جديد اخر C++ لطلبة الهندسة و العلوم بالانجليزية و الالمانية والفرنسية و الروسية و اليابانية .

ت- ٦٠ كتاب في الطب البديل مع اقراص ليزر في تكنولوجيا الاعشاب الطبية (تحت النشر) بخمس لغات عالمية - صدر منها كتاب واحد باللغتين العربية والانجليزية، ويترجم حالياً الى و الالمانية والفرنسية و الروسية و اليابانية .

ث- ١٠ كتب في الدراسات الأدبية والخط العربي .

ج- ديوان في الشعر العربي.

ح- ١١ مؤتمر دولي في العلوم الهندسية المختلفة .

تراكيب طبيعية للسكري بنوعيه وللسرطان بجميع انواعه والصدفية و شاي وكبسولات الربو القصبي (الازمة الصدرية : تم شفاء ٣٠٠٠ حالة حتى الان)والتهاب الكبد الوبائي والعقم عند الجنسين والبروستات وتليف الكبد وتضخم الطحال وضغط الدم المرتفع والفشل الكلوي وقرحة المعدة وعطر وداعاً للتدخين وشاي وداعاً للإدمان وشاي للتنحيف وعصير لزيادة الذكاء والنشاط والذاكرة و

فياجرا خضراء بدفع رباعي....والعطر الساحر للصداع والصداع النصفي والتوتر العصبي و ضيق التنفس والجيوب وآلام

خ- الرقبة والظهر والمفاصل والذاكرة وحب الشباب والكريم الساحر للهالات السوداء وتجديد خلايا البشرة وتبييضها وكريم خاص لتجلط قدمي واصابع مريض السكري وعلاج نهائي لجميع انواع الملاريا حتى المستعصية والخبيثة واعراضها في يوم واحد وغذاء غير مسبوق للضعف الجنسي وزيت خاص للضغط ومانع للجلطة الدماغية وتركيبة للروماتويد والدسك وتركيبة طبيعية وفعالة للايدز ـوقد تم توقيع اتفاقية مع مجموعة اطباء والمركز القومي للايدز في وزارة الصحة بالخرطوم لنشر نتائج هذه الدراسات في مجلات طبية عالمية ـ ونيوكاستل وانفلونزا الطيور ـوانفلونزا الخنازير

د- خوارزمية جديدة لحل المعادلات التفاضلية غير الخطية بنوعيها الكامل والجزئي في التطبيقات العلمية

ذ- خوارزمية جديدة لتحويل المعادلات الضمنية الى صريحة منشورة في امريكا

ر- معادلات دولية جديدة في سريان الموائع منشورة في بريطانيا والمانيا باسم معادلات منصور

ز- التوصل الى حلول امنة وصحية لمعالجة مياه الشرب والمياه العادمة بدون كلور

س-   اختراع افضل منظف لمياه البحر من التلوث النفطي تفوق على منتج
      شركة اكسون بمقدار الضعفين بشهادة الحكومة الكندية الرسمية

ش-   تكنولوجيا جديدة باردة وسريعة لانتاج الديزل الحيوي بحيث يكفي الى
      ١٠٠٠ عام

ص-   تكنولوجيا جديدة للصخر الزيتي لايوجد لها مثيل في العالم

ض-   تكنولوجيا جديدة للرمل البترولي تتفوق على تكنولوجيات الغرب كلها

ط-   تكنولوجيا جديدة لبلورة البوتاس الاردني بشكل غير مسبوق وقد
      نشرت في مجلة امريكية عالمية في عدد حزيران الحالي وهي مرشحة
      لجائزة الاسمدة العربية

ظ-   تكنولوجيا جديدة لخفض الاحتكاك وزيادة الضخ في انابيب البترول وقد
      تم نشر نتائجها في مجلات عالمية جمعت في كتاب تم نشره في امريكا
      وموجود مع امازون

ع-   محسن لزيت السيارات من ٣٠٠٠ كم الى ٣٠٠٠٠ كم مع توفير بنزين
      وعمر الموتور

غ-   اختراع فيزيائي جديد لصناعة خرسانة قوية جدا تعطي قوة مضاعفة
      عن الخرسانة التقليدية

ف-   تكنولوجيا جديدة لتحلية مياه البحر(مشروع شريان الحياة) بدون كلور
      مع استغلال الاملاح الناتجة اضافة الى انتاج ماء للطاقة من مياه البحر

الترشيحات والجوائز الدولية والعربية:

ا- ترشيح وزارة التربية والتعليم لجائزة اليونسكو للعلوم والتكنولوجيا لعام ١٩٨٧

ب- ترشيح مركز البحوث والرياض لجائزة الملك فيصل العالمية للعلوم لعام
   ١٩٨٩

ج- ترشيح الجمعية العلمية الملكية لكتاب للدكتور منصور لجائزة اتحاد الجامعات العربية

د- اختيار بروفسور منصور لجائزة رجل القرن العشرين لانجازات العلوم والتكنولوجيا لعام ١٩٩٨ من مركز كامبردج لمشاهير العلماء

ه- اختياربروفسور منصور لجائزة رجل القرن الواحد والعشرين للعلوم والتكنولوجيا لعام ٢٠٠١ من المعهد الامريكي لاختيار العلماء

٦-سيتم ترشيح علاج الملاريا في يوم واحد لجائزة نوبل في العام ٢٠١٠ باذن الله بعد نشر البحث في بريطانيا وامريكا

اعمال ونشاطات علمية اخرى

أ- الاشراف على ٢٠ طالب ماجستير ودكتوراه

ب- الحصول على اكثر من ٢٣ منحة دكتوراه لطلابه من امريكا وكندا وبريطانيا

ت- بلغ عدد الدكاترة من طلابه فوق ١٢٠ دكتورا

عضوية الجمعيات العلمية والعالمية:

-عضو جمعية الهندسة الصيدلانية العالمية في امريكا واوروبا

-عضو جمعية المهندسين الكيميائيين الامريكية

-عضو جمعية ابحاث الاعشاب الطبية الامريكي

- عضو اكاديمية نيويورك الامريكية للعلوم

-عضو نقابة المهندسين الكيميائيين في الاردن

الفهرس